TERAPIA COGNITIVO-CONDUCTUAL (TCC) Y TERAPIA DIALÉCTICO-CONDUCTUAL (TDC) 2 EN 1

CÓMO LA TCC, LA TDC Y LA ACT PUEDEN AYUDARLE A SUPERAR LA ANSIEDAD, LA DEPRESIÓN, Y LOS TOCS

WESTLEY ARMSTRONG

DEVON HOUSE
PRESS

ÍNDICE

SECCIÓN I: IDENTIFICAR LO QUE ESTÁ MAL Y APRENDER A COMBATIRLO

LAS COSAS QUE TE AGOBIAN: UNA MIRADA A LA ENFERMEDAD MENTAL

Hubo una época en la que nuestra población tuvo que enfrentarse a cosas como la guerra civil, la delincuencia violenta, la peste negra y la lucha por la comida y el agua. Eran tiempos estresantes. Ese nivel de estrés, comúnmente denominado estrés agudo, era duro. Quizás nuestros antepasados morían más a menudo de estrés que de cualquier otra enfermedad, pero no lo sabían.

Por desgracia, el estrés sigue siendo un problema hoy en día, aunque estemos más desarrollados y civilizados. ¿Por qué? Porque, aunque no nos enfrentemos a la guerra y a otras amenazas externas, sigue habiendo un aumento del estrés crónico de bajo nivel que es silencioso y está oculto. Una persona se levanta por la mañana, se ahoga en café y se presenta a un trabajo de oficina en el que se sienta en su cubículo desde las 9 de la mañana hasta las 5 de la tarde, arrastrándose de una tarea a otra y fingiendo periódicamente una sonrisa en el abrevadero.

Para todos sus colegas, es una persona distante, despistada, a veces malhumorada y a menudo lenta en la finalización de los proyectos. Lo que desconocen es que esta persona está librando una batalla oculta que nadie más conoce. Cada mañana es una lata. Parece que el sol nunca brilla y que una nube gris se cierne sobre ellos allá donde van.

Esta es una experiencia común para muchos que sufren de estrés crónico de bajo nivel. Sin embargo, hay muchos más síntomas que pueden variar de un individuo a otro. El proceso natural de la respuesta al estrés del cuerpo es desencadenar un mayor estado de alerta y energía durante un breve periodo de tiempo, ya que se activa la respuesta de lucha, congelación o huida. Cuando esto se convierte en algo cotidiano, se producen consecuencias devastadoras. Pero esto es lo que quiero que entiendas. El estrés no conduce necesariamente a la enfermedad mental a menos que se deje sin gestionar durante períodos prolongados. Y si estás luchando contra una enfermedad mental, no hay nada malo en ti.

AGOBIADO, PERO NO SOLO

Al contrario de lo que las voces de tu cabeza puedan decirte, no estás loco ni te estás inventando las cosas. Algo va mal y necesitas curarte de este estado actual. Sin embargo, no debes sentir vergüenza, remordimiento o asumir que eres débil por caer en una enfermedad mental.

De hecho, no eres el único que lucha contra la enfermedad mental. Echa un vistazo a algunas de estas estadísticas.

970 millones de personas en todo el mundo tienen un trastorno de salud mental o de abuso de sustancias, según Nuestro Mundo en

Datos. El mismo informe publicado en 2018 mostró que la ansiedad es la enfermedad mental más común en el mundo. Antes de la pandemia (COVID-19, que nos impactó a todos en 2020), se registraron 248 millones de casos de personas que padecían esta enfermedad mental. Las mujeres están más afectadas por la enfermedad mental (11,9%) que los hombres (9,3%). La revista JAMA Psychiatry, también informó de una estadística alarmante en 2015 cuando dijo que se estima que el 14,3% de las muertes en todo el mundo se atribuyen a trastornos mentales. Por si esto no fuera suficientemente descorazonador, esto es lo que sabemos desde 2020.

- Más de 264 millones de personas sufren depresión en el mundo. (fuente: Organización Mundial de la Salud).
- La depresión es la principal causa de discapacidad en el mundo. (fuente: Organización Mundial de la Salud).
- 17,3 millones de adultos en América (es decir, el 7,1% de la población adulta) han tenido al menos un episodio depresivo grave.
- Los adolescentes de entre 12 y 17 años presentan la mayor tasa de episodios depresivos mayores (14,4%), seguidos de los adultos jóvenes de entre 18 y 25 años (13,8%). 11,5 millones de adultos también tuvieron un episodio depresivo mayor. (fuente: Substance Abuse and Mental Health Services Association).
- La ansiedad afecta a unos 40 millones de adultos en Estados Unidos cada año, según la Anxiety and Depression Association of America.

Dada la dramática pandemia mundial que nos devastó a todos, preveo que estas cifras seguirán aumentando. Comparto estas dolorosas estadísticas contigo por una razón. Necesito que te des cuenta de que no eres el único que está luchando.

Hay millones de personas en todo el mundo que luchan silenciosamente contra las dificultades de la vida. Algunos tienen la suerte de superar las oscuras tormentas de la vida mejor que otros. Cuando aparecen las crisis o los retos, estas personas parecen tener el poder de transformarse en su propio superhéroe y enfrentarse al obstáculo de frente. Al final, salen de la dificultad más resistentes y victoriosos. Pero no todo el mundo viene de serie con esta capacidad natural. A algunos nos golpean y nos falta la fuerza o el poder mental para volver a levantarnos.

Escribo este libro para ti si sientes en tu corazón que estás preparado para seguir técnicas sencillas y probadas para curarte y conquistar todos los trastornos mentales de tu vida. Si lo que quieres es que comience un nuevo capítulo de tu vida en el que seas más fuerte, más sano, más feliz, más seguro de ti mismo y estés en paz, este libro puede convertirse en tu guía.

No está escrito con una sofisticada jerga médica que me hace parecer impresionante e inteligente pero que no produce ningún resultado para ti. He simplificado deliberadamente cada técnica, concepto y sugerencia para que cualquier persona, de cualquier procedencia, pueda entender y aplicar estas enseñanzas.

Una cosa que debo mencionar antes de seguir adelante es que no puedes utilizar este libro para autodiagnosticarte o como sustituto de la ayuda médica profesional. No está pensado para eso, así que asegúrate siempre de consultar a un profesional médico cualificado, especialmente si tu caso es extremo.

ANSIEDAD, DEPRESIÓN, TOC, PENSAMIENTOS INTRUSIVOS: ¿QUÉ SON?

Las enfermedades mentales, también llamadas trastornos de la salud mental, hacen referencia a una amplia gama de condiciones de salud mental, las más comunes de las cuales son la ansiedad, la depresión, el TOC y los pensamientos intrusivos.

Las personas experimentan problemas de salud mental en distintas etapas de su vida, sobre todo cuando el estrés es prolongado. Y si esas preocupaciones persisten, es decir, trastornos del estado de ánimo continuados e incontrolables, trastornos alimentarios, etc., esto puede convertirse rápidamente en una enfermedad mental. Veamos los más comunes.

ANSIEDAD

La ansiedad suele ser una reacción natural del cuerpo cuando se encuentra bajo estrés. Es una fuerte sensación de miedo ante lo que está por venir. Piensa en ella como una preocupación con esteroides. Es de esperar que experimentemos algo de ansiedad al hacer algo como una entrevista de trabajo, dar un discurso, un gran examen final o cualquier otra cosa que desencadene tus nervios y te provoque miedo. ¿Qué causa la ansiedad? No lo sabemos realmente, pero los investigadores siguen trabajando en una respuesta. Probablemente sea una combinación de disposición genética, estilo de vida, química cerebral y otros factores ambientales.

Hay una gran historia del famoso cantante de ópera Caruso que se cuenta a menudo. Se ponía nervioso y la ansiedad le invadía justo antes de una de sus grandes actuaciones. Minutos antes de subir el telón se le secó la garganta, no pudo cantar y experimentó miedo escénico. Por suerte, sabía cómo manejar su ansiedad y calmar sus nervios. Esa única actuación puso su nombre en el mapa del mundo de la ópera, y el resto, como se dice, es historia.

Así pues, la ansiedad no es tanto un problema como un mecanismo de defensa. Sin embargo, lo que falla es que estos sentimientos extremos no duran sólo unos minutos para algunos de nosotros. Se prolongan durante meses. El funcionamiento diario en el trabajo y en casa se convierte en un problema.

Hay muchos tipos de trastornos de ansiedad, como los trastornos de pánico, la fobia, los trastornos de ansiedad social, los trastornos obsesivo-compulsivos, la ansiedad por separación, el trastorno de ansiedad por enfermedad y el trastorno de estrés postraumático.

- **Un ataque de ansiedad** - es una sensación de aprensión, preocupación, angustia o miedo abrumadores. Cada persona lo experimenta de una manera diferente. Algunas pueden sentirse mareadas, sudar profusamente, tener escalofríos o sofocos, estar inquietas, etc. Otros pueden tener la boca seca, estar angustiados, experimentar dificultad para respirar y mucho más.
- **Trastorno de pánico** - se produce cuando se

experimentan ataques de pánico en momentos inesperados. La mayoría de las personas que sufren ataques de pánico viven con un miedo constante al siguiente episodio.

- **Trastorno obsesivo-compulsivo** - pensamientos irracionales recurrentes que le llevan a realizar un comportamiento específico y repetido.
- **Fobias** -se deben al miedo extremo a una actividad, situación u objeto específico.
- **Ansiedad social** - se produce cuando se teme ser juzgado por los demás en situaciones sociales.
- **Ansiedad por separación** - es el miedo a estar lejos de los seres queridos o la nostalgia extrema.
- **Trastorno de ansiedad por enfermedad** - ocurre cuando te pones demasiado ansioso por tu salud.
- **Trastorno de estrés postraumático (TEPT)** - es la ansiedad tras un acontecimiento traumático.

Dependiendo de tu personalidad, temperamento y entorno, la ansiedad adoptará muchas formas. Puede ser tan fácil de detectar como la historia de Caruso de tener la garganta seca y ser incapaz de activar su voz, o puede ser en forma de mariposas en el estómago o un corazón acelerado. También puede ser una sensación de agobio y descontrol hasta el punto de tener problemas para respirar y sentir una desconexión con la mente y el cuerpo. Algunas personas experimentan pesadillas repetidas, pensamientos dolorosos o recuerdos que parecen no poder apagar o controlar. Pero los síntomas típicos que vemos en todos los casos son una profunda sensación de miedo y preocupación constantes. Es posible que también hayas notado una respiración acelerada, un aumento del ritmo cardíaco, problemas de concentración, dificultad para conciliar el sueño, inquietud, entre una multitud de otras molestias.

Cómo diagnosticar la ansiedad

Es probable que una sola prueba no diagnostique la ansiedad. Por lo tanto, tendrás que acudir a un profesional y pasar por un largo proceso de examen físico, evaluaciones de salud mental y cuestionarios psicológicos. Algunos médicos pueden incluso someterte a pruebas de sangre y orina para descartar afecciones médicas subyacentes.

Tratamientos para la ansiedad

Dependiendo de la gravedad del trastorno de ansiedad, es posible que necesites tratamiento médico o que puedas autocurarte con algunos cambios de estilo de vida y de mentalidad. Oficialmente, existen dos categorías de tratamiento: la medicación y la psicoterapia. A no ser que se trate de algo extremadamente grave, te pido que también consideres una tercera alternativa: los remedios naturales y la autocuración. El aspecto central del uso de este tercer método es aumentar tu conciencia y comprensión de tu mente y cuerpo. Se trata de aprender a cuidar mejor de ti mismo y de tu mente. Notarás que, aunque este libro enseña muchas técnicas basadas en la terapia, seguiré animándote a eliminar los hábitos poco saludables y a desarrollar prácticas mente-cuerpo saludables.

DEPRESIÓN

La mayoría de las investigaciones señalan que la depresión afecta más a las mujeres que a los hombres. Aun así, podría deberse a que la mayoría de los hombres no buscan inmediatamente ayuda profesional cuando se dan cuenta de que algo va mal. Aunque la depresión es alta en adolescentes y adultos jóvenes, puede atacar a cualquier edad por diversas razones. Desde la pandemia mundial de 2020, en la que muchas personas tuvieron que luchar contra la incertidumbre financiera, la pérdida de empleo y el distanciamiento social, lo que hizo que vieran menos a sus seres queridos, probablemente haya provocado un aumento de la depresión en los adultos de 30 y 40 años. Según los Centros para el Control y la Prevención de Enfermedades (CDC), los adultos de Estados Unidos informaron de niveles elevados de condiciones adversas de salud mental, uso de sustancias e ideación suicida en Estados Unidos en junio de 2020. La prevalencia de los síntomas del trastorno de ansiedad fue aproximadamente tres veces mayor que la reportada en el segundo trimestre de 2019 (25,5% frente al 8,1%). La prevalencia del trastorno depresivo fue aproximadamente cuatro veces mayor que la notificada en el segundo trimestre de 2019 (24,3% frente al 6,5%).

Pero, ¿qué es la depresión?

Se trata de un trastorno del estado de ánimo que provoca un sentimiento persistente de tristeza que acaba carcomiendo tu corazón, tu salud, tu felicidad y tu productividad. No puedes librarte de esta profunda sensación de pérdida hagas lo que hagas. Afecta a la forma de pensar, sentir y comportarse, y provoca diversos problemas emocionales y físicos. La mayoría de las personas que sufren depresión apenas pueden levantarse de la cama, y mucho menos llevar a cabo las actividades normales del día a día. Al contrario de lo que otros podrían pensar, la depresión no es una "depresión de vacaciones" y no es una debilidad de la que se pueda salir sin más. Para la mayoría de las personas, el tratamiento de la depresión se lleva a cabo durante un largo periodo de tiempo. Suele requerir tanto medicamentos como alguna forma de psicoterapia.

Síntomas de depresión:

- Sensación abrumadora de tristeza, llanto, vacío y desesperanza.
- Ataques de ira, irritabilidad y frustración incluso por asuntos triviales.
- Lentitud en el pensamiento, el habla y los movimientos corporales.
- Pensamiento y creatividad inhibidos.
- Dificultad para concentrarse, pérdida de memoria y poca capacidad para tomar decisiones.
- Alteraciones del sueño, incluyendo insomnio o dormir demasiado.
- Fatiga grave y falta de energía y entusiasmo para hacer cualquier cosa. Las pequeñas tareas requieren un gran esfuerzo adicional.
- Problemas físicos inexplicables, como dolor de espalda o de cabeza.
- No hay interés o placer en la mayoría o en todas las

actividades normales como la socialización, el sexo, los pasatiempos, el ejercicio físico, etc.

- El apetito débil y la pérdida de peso, o para algunos, es lo contrario con el aumento de los antojos de comida y el aumento de peso.
- Ansiedad, agitación o inquietud.
- Sentimientos de inutilidad o culpabilidad.
- Autodesprecio, fijación en los errores y fracasos del pasado, y mucha autoculpabilidad.
- Pensamientos frecuentes o recurrentes de muerte, pensamientos suicidas, intento de suicidio o suicidio.

¿Alguno o todos estos síntomas han provocado algo en ti? ¿Has notado que tienes problemas notables para manejar tus actividades cotidianas como la escuela, el trabajo, las relaciones con los demás, etc.? Tal vez hayas tenido la sensación de que una nube gris oscura se cierne sobre tu cabeza allá donde vayas, y no desaparece por mucho que lo intentes. Si es así, es hora de buscar ayuda porque puede que estés sufriendo una depresión.

Es bueno recordar que tu experiencia de depresión puede no ser tan obvia como lo que lees en Internet, porque dependiendo de tu sexo, edad y entorno, puede manifestarse de forma diferente. Por ejemplo, los hombres suelen experimentar síntomas relacionados con su estado de ánimo, como ira, inquietud, irritabilidad o pueden volverse demasiado agresivos. También puede ser una sensación de vacío o una profunda tristeza. A veces puede ser un cambio rápido de comportamiento, por ejemplo, dejar de encontrar placer en sus actividades favoritas o perder el interés sexual. Físicamente pueden ser problemas digestivos, fatiga, dolores y cefaleas. En el caso de las mujeres, se trata principalmente de un sentimiento de desesperanza, pensamientos de suicidio, pensar o hablar más despacio, cambios en el apetito, aumento de los dolores menstruales y problemas de sueño.

Tipos de depresión

- **Características atípicas** - Este tipo de depresión incluye la capacidad de alegrarse temporalmente cuando se dan circunstancias externas, como un acontecimiento feliz. También conlleva un aumento del apetito, una necesidad excesiva de sueño, sensibilidad al rechazo y una sensación de pesadez en los brazos o las piernas.
- **Rasgos melancólicos** - Este tipo de depresión es bastante grave. Odias levantarte por la mañana, luchas con sentimientos de culpa, agitación y pereza. Tu apetito también cambia drásticamente.
- **Angustia por ansiedad** - Este tipo de depresión te hace estar inusualmente inquieto con una preocupación constante por los posibles acontecimientos o la pérdida de control.
- **Inicio del periparto** - Este tipo de depresión se produce durante el embarazo o en las semanas o meses posteriores al parto, en cuyo caso la llamamos posparto.
- **Características mixtas** - Depresión y manía simultáneas, incluyendo una elevada autoestima, hablar demasiado y aumentar la energía.
- **Rasgos psicóticos** - Este tipo de depresión se acompaña

de delirios o alucinaciones, que pueden implicar la inadecuación personal u otros temas negativos.

- **Patrón estacional** - Este tipo de depresión se relaciona con los cambios de estación y la menor exposición a la luz solar.
- **Catatonia** - Este tipo de depresión incluye una actividad motora que implica un movimiento incontrolable y sin propósito o una postura fija e inflexible.
- **Trastorno disfórico premenstrual** - Se trata de una enfermedad que provoca síntomas depresivos. Se debe a los cambios hormonales que comienzan una semana antes y mejoran unos días después del inicio del periodo. Deberían reducirse al mínimo o desaparecer por completo tras la finalización de la menstruación.
- **Disregulación disruptiva del estado de ánimo** - Esta afección se da comúnmente en los niños. A menudo conduce a un trastorno depresivo o a un trastorno de ansiedad durante la adolescencia o la edad adulta e incluye una irritabilidad y una ira crónicas o graves con frecuentes estallidos de mal genio.
- **Trastornos bipolares I y II** - Son trastornos del estado de ánimo que suelen ser difíciles de distinguir de la depresión propiamente dicha. Ambos incluyen cambios de humor que van de los altos (manía) a los bajos (depresión).

Si estás leyendo esto como padre de un niño pequeño o adolescente que intenta identificar si podría estar sufriendo un trastorno de depresión, presta atención a los síntomas ya mencionados y ten en cuenta que, dependiendo de la edad de tu hijo, podría haber otras señales de advertencia sutiles.

Por ejemplo, los niños más pequeños tienden a volverse pegajosos, negándose a ir al colegio o a salir de casa. Pueden volverse extremadamente irritables. También puede notar que se quejan de constantes dolores y molestias, que parecen tener una mirada preocupada todo el tiempo y que su peso puede bajar drásticamente. En los adolescentes, su lenguaje corporal lo dice todo. Puedes notar que tu hijo es extremadamente negativo, que siempre se autodesprecia y que tiene una mirada triste y derrotada todo el tiempo. Sus notas suelen bajar debido al bajo rendimiento y a la escasa asistencia. Puede notar que ir a la escuela es una tarea pesada. Incluso si van a la escuela, encuentran formas de saltarse las clases, se juntan con los chicos equivocados, empiezan a consumir drogas recreativas o alcohol, y sus hábitos de sueño y alimentación se vuelven cualquier cosa menos saludables. También es posible que eviten la interacción social o incluso que intenten evitar pasar tiempo con la familia.

¿Debes acudir al médico cuando reconozcas estos síntomas?

Si te sientes deprimido, es una buena idea pedir una cita para ver a un médico de familia o a un profesional de la salud mental lo antes posible. Pero si no te gusta buscar tratamiento médico, entonces acude a un ser querido de confianza, a un amigo, a tu líder religioso o a algo respetable en lo que confíes. El estudio de este libro y la puesta en práctica de las ideas expuestas también te ayudarán a curarte y a recuperar tu estado de felicidad y energía. Pero insisto en que busques ayuda de emergencia llamando al número de emergencias de tu localidad si crees que estás en un punto en el que puedes hacerte daño o intentar suicidarte.

La causa de la depresión no se conoce del todo, como ocurre con casi todos los trastornos mentales. Siempre van a ser varios factores, como la química del cerebro, los cambios en el equilibrio hormonal de tu cuerpo, la genética y otras diferencias biológicas. Todavía se está investigando para determinar exactamente la causa de este trastorno mental. En cualquier caso, yo no me preocuparía demasiado por la causa. En su lugar, me centraría más en el viaje de curación de la depresión antes de que debilite completamente tu vida.

¿Conoces tus desencadenantes?

Las investigaciones han demostrado que ciertos factores aumentan el riesgo de caer en una depresión mayor. Entre ellos, un acontecimiento traumático o estresante, como la muerte de un ser querido, problemas económicos, abusos sexuales, etc. También puede desencadenarse por el abuso de alcohol o drogas recreativas. Supongamos que sufres una enfermedad crónica, como una cardiopatía o un ictus. En ese caso, la depresión podría desencadenarse, especialmente si estás predispuesto a padecerla debido a un historial médico familiar de depresión. Si tienes antecedentes de otros trastornos mentales, como trastornos alimentarios, ansiedad o TEPT, también podrías desencadenar la depresión. Todo esto para decir que es crucial entender el autocuidado y controlarse ante los desencadenantes para poder mitigar su influencia.

La depresión también puede influir en algunas condiciones de salud crónicas agravándolas. Se considera una afección médica grave y más aún cuando ya se está luchando contra una enfermedad crónica como el cáncer, las enfermedades cardiovasculares, el asma, la diabetes o la artritis. Si notas que algo no va bien en tu estado emocional y en tus funciones cognitivas durante un periodo de tiempo prolongado, no te limites a asumir que se trata de la tristeza. Pide un diagnóstico profesional para evitar más complicaciones médicas mientras trabajas en tu enfermedad crónica.

Opciones de tratamiento para la depresión

Si tienes una depresión grave, puedes necesitar una estancia en el hospital o un programa de tratamiento ambulatorio hasta que los síntomas mejoren. Sin embargo, para la mayoría de las personas, la curación de la depresión requiere una combinación de medicamentos, algún tipo de terapia y mucho autocuidado. Cuando se trata de medicamentos, no hay que improvisar. Habla con tu médico e infórmate de las distintas opciones para saber qué antidepresivo será el adecuado en tu caso. Es posible que también necesites psicoterapia, y este libro te ayudará a conocer algunas de las mejores terapias para tratar la depresión. Además de eso, tendrás que hacer algunos cambios en tu estilo de vida actual, y hablaremos más de esto en los próximos capítulos. Recientemente, los médicos han empezado a recomendar otros procedimientos conocidos como terapias de estimulación cerebral, como la terapia electroconvulsiva (TEC) o la estimulación magnética transcraneal (EMT), ambas caras.

TOC

El trastorno obsesivo-compulsivo (TOC) se ha convertido en un término omnipresente. Se considera un trastorno de larga duración que puede desarrollarse en la infancia y empeorar o atenuarse con el tiempo, dependiendo de varios factores. ¿Qué es el TOC? Bueno, para responder a eso, permítanme primero pintar un escenario común.

¿Alguna vez has salido de casa para ir a la fiesta de un amigo y te has encontrado con la duda de si habías apagado la cocina y cerrado la puerta con llave? Para una persona normal, este pensamiento puede surgir y, al poco tiempo, concluirá que todo está bien en casa y seguirá disfrutando de la fiesta. Para alguien con TOC, se convertiría en un pensamiento obsesivo que se repite una y otra vez. El comportamiento y el estado de ánimo se verían afectados, y probablemente arruinaría toda la experiencia de la fiesta. Esto es lo que es el TOC. Es una obsesión y un comportamiento compulsivo.

Dependiendo de lo leve o grave que sea tu TOC, es probable que presentes ciertos síntomas. Las investigaciones en curso empiezan a señalar la disposición genética, el entorno y una estructura y funcionamiento cerebrales particulares como los factores que llevan a desarrollar este trastorno mental. Algunos individuos con TOC también desarrollan un trastorno de tics. Se trata de momentos repentinos, breves y repetitivos que incluyen parpadeo de ojos, muecas faciales, encogimiento de hombros, carraspeo, olfateo o gruñidos, entre una multitud de otros signos.

Opciones de tratamiento

Normalmente, el médico te recetará mediación, psicoterapia o una combinación de ambas si te diagnostican un TOC. Las técnicas que aprenderemos en este libro también pueden ser beneficiosas en tu camino hacia la curación.

PENSAMIENTOS INTRUSIVOS

¿Qué son los pensamientos intrusivos? Son pensamientos que parecen salir de la nada y se instalan en tu mente. Por mucho que intentes ahuyentarlos, no se mueven. Con frecuencia se repiten sin que lo desees y suelen crear ansiedad en tu interior porque son negativos, violentos, perturbadores y no están en consonancia con tu verdadero yo. Cualquiera puede experimentar pensamientos intrusivos (de hecho, todos lo hacemos de vez en cuando). Los casos reportados de pacientes superan los 6 millones sólo en los Estados Unidos, y esos son sólo los pocos que tienen el valor suficiente para pedir ayuda profesional. Aunque tener estos pensamientos intrusivos no significa automáticamente que se necesite atención médica, puede ser una excelente forma de determinar si se está desarrollando una condición de salud mental. Las ideas de violencia no deseadas o las fantasías sexuales inapropiadas que se repiten una y otra vez no son signos de una mente sana. Por lo tanto, si has estado lidiando con algún pensamiento que interfiere con tu estado de ánimo, tu carácter y tus actividades diarias, puede ser una buena idea hablar con un profesional de la salud mental.

Cuando esos pensamientos intrusivos se vuelven incontrolables, se convierten en obsesiones, que pueden dar lugar a compulsiones. Un gran ejemplo de algo pequeño que puede crecer es la historia que compartí de la preocupación por cerrar la puerta con llave y apagar la cocina. Supongamos que te das cuenta de que cada vez que sales de casa para algo importante, como una entrevista de trabajo, una fiesta de amigos, etc., te cuesta estar presente debido a la preocupación constante y a pensamientos como "¿he cerrado la puerta?" o "creo que me he olvidado de apagar la cocina". Estos pensamientos no son sólo señales de advertencia pasajeras; literalmente acampan en tu mente y secuestran tu atención, haciendo casi imposible que permanezcas tranquilo y concentrado en el presente. En ese caso, es posible que quieras vigilarte más para averiguar si tal vez estás sufriendo pensamientos intrusivos.

La causa de los pensamientos intrusivos en algunas personas es una condición de salud mental subyacente, como el TEPT o el TOC. También podría deberse a una lesión cerebral, a la enfermedad de Parkinson o a la demencia. Quiero invitarte ahora a que te fijes en lo perturbadores que se han vuelto tus patrones de pensamiento. ¿Tienes frecuentemente pensamientos obsesivos? ¿Están estos pensamientos aparentemente pegados a tu mente? ¿Son pensamientos con imágenes perturbadoras?

¿POR QUÉ LO TENGO?

Me costó mucho tiempo asumir finalmente la responsabilidad de mi salud mental. Durante la mayor parte de mi vida, supe que tenía una enfermedad que atormentaba mi vida desde que era un niño, pero aún no había reconocido lo que era ni que tenía el poder de curarme. Cuando era pequeño, tenía una familia cariñosa y todas mis necesidades estaban cubiertas. Fui a las mejores escuelas de mi ciudad, y muchos podrían argumentar que tuve una infancia ideal. Pero la cuestión es la siguiente. No me sentía así. Había un sentimiento persistente de que algo estaba mal en mí que no podía eliminar. Tengo recuerdos de cuando tenía seis años, y probablemente incluso antes, y me sentía como un extraño mirando hacia dentro cuando consideraba a mis compañeros. Me molestaban cosas que no molestaban a los demás. Sentía que no pertenecía, y que era diferente de una manera que no era querible. Me preocupaba constantemente y trataba de obtener toda la validación posible de mis padres. Pero siempre sentía que les estaba fallando. La depresión apareció por primera vez en la adolescencia, pero mucho antes de eso, tenía crisis, ataques de ansiedad y luchaba contra los trastornos alimenticios con bastante frecuencia. Pero de alguna manera, me las arreglé para crecer con estos ciclos recurrentes y me enamoré. Fue entonces cuando las cosas se torcieron y caí en la peor depresión que jamás había experimentado.

Después de reconocer que tenía un trastorno mental que necesitaba curar, la pregunta que seguía rondando en mi mente era: "¿por qué yo?". Ya me costaba aceptar que mi relación de seis años con la mujer con la que pretendía casarme acababa de arder.

Consumido por mi rabia y su traición, sentí que el suelo bajo mis pies se abría y me tragaba vivo. En un momento era el hombre más feliz del mundo con sueños por cumplir, y al siguiente, no podía comer, dormir y, francamente, la vida perdía todo su sentido. Mi prometida no sólo me rompió el corazón con su traición. Me dejó sin esperanza y sin vida. No podía llevar a cabo las actividades cotidianas y, unas semanas después de nuestra ruptura, estaba sumido en una gran depresión.

De lo que no me di cuenta en ese momento es de que hacerse la pregunta "¿por qué a mí?" no hace nada productivo para tu cerebro ni para tu recuperación personal. La pregunta tiene sus raíces en el victimismo (más o menos como me sentía todo el tiempo). Cuando surgen problemas de salud mental, lo primero que queremos hacer es reconocer, aceptar y encontrar formas sencillas de empoderarnos y tranquilizarnos. Yo hacía lo contrario, y creo que muchos de nosotros también somos culpables de ello.

Pero, si te preguntas por qué estás luchando con problemas de salud mental o por qué sigues cayendo en la depresión, es bueno saber que las enfermedades mentales no están causadas por ninguna cosa en particular. Hay varios factores que contribuyen, como los genes de la familia, los antecedentes familiares de salud, las experiencias personales de la vida (abusos o traumas en la infancia), los desequilibrios químicos en el cerebro, las lesiones cerebrales traumáticas, tener una enfermedad grave como el cáncer o el SIDA, la soledad y un profundo sentimiento de aislamiento, etc. La mayoría de las veces es una combinación. En mi caso, fue la combinación de los antecedentes de salud de la familia, la pérdida de mi trabajo y el haber descubierto a mi prometida engañándome. Aunque a los científicos les gustaría encontrar una causa única para todos los casos, todavía no es posible. Algunos trastornos, como la esquizofrenia y el trastorno bipolar, se ajustan al modelo biológico. Sin embargo, otros trastornos, como la depresión y la ansiedad, no.

El cerebro es extremadamente complejo y más potente que cualquier superordenador conocido por la humanidad, por lo que es ingenuo asumir que todos los trastornos mentales pueden encajar en una categoría. El camino hacia la demostración de las causas científicas de todas las enfermedades mentales está en pañales, así que es mejor dar tiempo a los científicos para que nos ayuden a responder con precisión a esta pregunta. Por ahora, debemos centrarnos en hacer lo mejor que podamos con los conocimientos disponibles.

La otra cosa que quiero que sepas es que no estás solo en esta lucha por recuperar tu vida. Tampoco eres el único que lucha contra los trastornos mentales. Más de la mitad de los estadounidenses serán diagnosticados con una enfermedad mental en algún momento de su vida, especialmente a medida que nuestra sociedad sigue cambiando. Sospecho que esto será así en casi todos los países desarrollados que puedas nombrar. A medida que las economías se vuelvan más volátiles, la vida se vuelva más acelerada y nuestra dinámica de relaciones continúe evolucionando, es probable que veamos a más y más personas luchando para hacer frente a todos estos cambios y experiencias.

Si las cosas parecen ir mal en tu vida y tu mente se siente fuera de control, es aconsejable que tomes medidas para acudir a un profesional médico que pueda diagnosticar lo que te aflige. Por lo general, el diagnóstico es bastante sencillo, y cuanto antes se detecte la enfermedad, mejor. Consistirá en conocer tu historial médico, realizar algunos exámenes físicos y tomar algunas pruebas de laboratorio en función de tus síntomas. También te harán una evaluación psicológica en la que te pedirán que compartas tus pensamientos, sentimientos y cómo has reaccionado últimamente.

Tratamiento de los pensamientos intrusivos

No te sientas avergonzado si te das cuenta de que sufres esto. Lo mejor que puedes hacer es reducir tu sensibilidad al pensamiento y su contenido. Ahí es donde las técnicas que aprenderás a lo largo de este libro adquieren un gran valor. A través de la Terapia Cognitivo-Conductual (TCC), puedes aliviar y, en última instancia, curar esta condición. Es más bien una terapia de conversación, en la que aprenderás nuevas formas de pensar y reaccionar para ser menos susceptible a los pensamientos intrusivos.

Otra cosa fundamental es centrarse en el autocuidado. Puedes crear estrategias de afrontamiento saludables y gestionar mejor tu estrés. Al reconocer que estos pensamientos intrusivos son sólo pensamientos y que no necesitas etiquetarlos, ya empiezas el proceso de alivio que debilitará su agarre. También debes averiguar las cosas sencillas que puedes hacer para controlar tus niveles de estrés, de modo que puedas llevar tu mente a una sensación de calma.

Sin embargo, si tu estado es bastante grave, te sugiero que hables con tu médico para que te recomiende medicación o un terapeuta para discutir estos pensamientos.

LO QUE HAY QUE TENER EN CUENTA: LOS SIGNOS Y SÍNTOMAS

Aunque cada trastorno mental conlleva su propio conjunto de síntomas, algunos elementos comunes actúan como señales de alarma iniciales. Estas son las señales de advertencia a las que debes prestar atención si sospechas que algo va terriblemente mal, hayas recibido o no un diagnóstico de un profesional médico.

- Cambios drásticos en el sueño o en el apetito.
- Cambios de humor.
- Descenso significativo de la productividad y de la capacidad de funcionar bien en la escuela, el trabajo o las actividades sociales, como el ejercicio físico.
- Dificultad para pensar.
- Apatía.
- Retiro y pérdida de interés en actividades que antes disfrutabas.
- Sentirse desconectado de uno mismo y de su entorno.
- Nerviosismo, miedo constante que no desaparece.
- Dificultad para enfocar y concentrarse.
- Comportamiento inusual.
- Abuso de sustancias.
- Sentirse culpable o inútil.
- Pesadez y tristeza constantes.
- Preocupación extrema que también provoca efectos físicos como falta de aliento, dolores de cabeza recurrentes, palpitaciones, inquietud o una mente acelerada.

UNA BATALLA QUE SE PUEDE GANAR

Es importante saber que, independientemente de tu problema específico de salud mental, las opciones disponibles para el tratamiento son numerosas. Debes consultar con un profesional cualificado las mejores opciones en función de la cronicidad de tu caso. En algunos casos, la medicación es necesaria y debe formar parte de tu tratamiento. Sin embargo, la terapia puede ser suficiente, sobre todo si te sientes lo suficientemente capacitado. Este libro se centra en la curación a través de la terapia y las técnicas de autocuidado. Abordamos la terapia cognitivo-conductual (TCC), la terapia dialéctica-conductual (TDC) y la terapia de aceptación-compromiso (TAC). Al final, sabrás qué son, cómo funcionan y cómo aplicarlas ahora.

2

PRINCIPIO DE LA TERAPIA COGNITIVO-CONDUCTUAL (TCC) Y MÁS

La terapia cognitivo-conductual o TCC ayuda a las personas a entender cómo sus patrones de pensamiento influyen en sus acciones y sentimientos. Es una forma de terapia que tiene en cuenta cómo el comportamiento influye en los pensamientos y sentimientos.

Muchos expertos en el mundo de la psicoterapia consideran que esta forma de terapia es el estándar de oro de la industria, principalmente porque ha demostrado ser muy eficaz. También es la forma de psicoterapia más investigada. Se ajusta a la mayoría de las directrices internacionales sobre tratamientos psicológicos, lo que la convierte en el tratamiento de primera línea para muchos trastornos.

¿POR QUÉ SE HA HECHO TAN POPULAR LA TCC?

Muchos consideran que la TCC es la nueva cara de la psicología porque, a diferencia de la forma tradicional de terapia de la que la mayoría oímos hablar (en la que el paciente se pasa años tumbado en el sofá de la consulta del terapeuta intentando llegar a la raíz de su problema de forma pasiva), esta nueva forma de tratamiento es más proactiva. El paciente y el terapeuta tienen que trabajar juntos para desarrollar soluciones a los problemas en cuestión. Lo que más me gusta de este enfoque es que se centra en avanzar, en crear patrones más saludables y en aprender a dejar de lado los que no son saludables, en lugar de centrarse en los acontecimientos del pasado.

La mayoría de los pacientes que han experimentado este tratamiento dicen que les encanta la sensación de poder y de trabajar en equipo con su terapeuta. Es muy liberador sentir que tienes el control de tu vida. Después de todo, un aspecto clave de los problemas de salud mental es la mente acelerada y la sensación de pérdida de poder. Incluso para quienes se enfrentan a casos crónicos en los que se requiere medicación, esta forma de terapia sigue funcionando. También puede ayudar cuando:

- Cómo hacer frente a una enfermedad grave.
- Necesitas prevenir una recaída del síntoma de enfermedad mental.
- Afrontar el duelo o la pérdida.
- Quieres técnicas fiables y sencillas para hacer frente a situaciones estresantes como la pérdida del trabajo, la pandemia mundial, los conflictos de pareja, etc.

HISTORIA DE LA TCC:

Esta forma de psicoterapia se basa en el trabajo de Albert Ellis y Aaron Beck en la década de 1950. Desde entonces, otros psicólogos y psiquiatras han elaborado sus propias técnicas y programas de tratamiento basados en estas ideas. Incluso la TDC (de la que aprenderás en breve) evolucionó a partir de la TCC.

En 1955, Albert Ellis propuso su modelo ABC, basado en su creencia de que los acontecimientos externos no desencadenan automáticamente respuestas emocionales negativas. Lo que importa es la creencia que uno tiene sobre ese evento. ABC es un acrónimo de Activación de eventos, Creencias y Consecuencias.

Una forma sencilla de pensar en esto es que nuestras emociones y comportamientos, es decir, las Consecuencias, no están directamente determinados por los acontecimientos de la vida, es decir, los Acontecimientos Activadores, sino por la forma en que procesamos y evaluamos cognitivamente esos acontecimientos, es decir, las Creencias. Además, este modelo afirma que no se trata de un simple proceso inmutable en el que los acontecimientos conducen a creencias que dan lugar a consecuencias. En cambio, lo que importa es el tipo de creencia que se tiene, y tenemos el poder de cambiar esas creencias. El modelo de Albert Ellis desempeñó un papel importante en la forma de terapia conocida como Terapia Racional-Emotiva del Comportamiento (REBT), que es como un precursor de la TCC más comúnmente aplicada. En la REBT, las creencias se dividen en "racionales" e "irracionales". Utilizando el modelo ABC, el objetivo es ayudarle a aceptar las creencias racionales y disputar las irracionales. El proceso de disputa es lo que hace que el modelo se denomine modelo ABCDE, después de que se actualizara para incluir estos dos pasos. Su aplicación en la actualidad podría ser algo parecido a lo siguiente

A: Acontecimiento activador (algo que te ocurre a ti o a tu alrededor).

B: Creencia (el acontecimiento que te hace creer, ya sea racional o irracional).

C: Consecuencia (la creencia lleva a una consecuencia, siendo las creencias racionales las que llevan a consecuencias saludables y las irracionales las que llevan a consecuencias no saludables).

D: Disputa (si uno ha tenido una creencia irracional que ha causado consecuencias malas, debe disputar esa creencia y convertirla en una creencia racional).

E: Nuevo efecto (la disputa ha convertido la creencia irracional en una creencia racional, y la persona tiene ahora consecuencias más saludables de su creencia como resultado).

Aaron T. Beck evolucionó y amplió los trabajos de Ellis en la década de 1960, lo que contribuyó significativamente a la TCC moderna que conocemos. Beck observó que muchos de sus pacientes tenían diálogos internos que eran casi una forma de hablar consigo mismos. También observó que los pensamientos de sus pacientes a menudo repercutían en sus sentimientos y llamó a estos pensamientos cargados de emoción "pensamientos automáticos". Así, desarrolló la TCC como una forma más reciente de terapia que analiza los patrones y creencias que pueden contribuir a los comportamientos autodestructivos. La TCC puede tratar los trastornos de ansiedad, los trastornos del estado de ánimo, los trastornos de la personalidad, los trastornos alimentarios, los trastornos del sueño, los trastornos psicóticos y el abuso de sustancias.

¿CUÁL ES EL PRINCIPIO DE LA TCC?

La terapia cognitivo-conductual parte de la base de que tanto el individuo como el entorno tienen una importancia fundamental y que el tratamiento fuera de un enfoque holístico sería una injusticia para el paciente. En este enfoque subyacen tres principios básicos:

1. La TCC asume que los problemas se basan en parte en formas de pensar poco útiles y poco saludables.
2. Esos problemas tienen su origen, en parte, en patrones aprendidos de comportamiento poco saludable y poco útil.
3. Una persona que sufre algún problema psicológico puede aprender a manejarlo mejor.

De este modo, la persona puede aliviar los síntomas y ser más eficaz y poderosa.

Por estas razones fundamentales, la terapia cognitivo-conductual se basa en la colaboración y la participación. Hace hincapié en el presente y requiere una excelente relación cliente-terapeuta. La TCC es una formulación en constante evolución del paciente y sus problemas en términos cognitivos, cuyo objetivo es enseñar al paciente a ser su propio terapeuta. Las sesiones de TCC son de duración limitada. Cada sesión está cuidadosamente estructurada para ayudar a la ejecución exitosa de esta forma de terapia. Está orientada a la consecución de objetivos y utiliza una serie de técnicas para cambiar el pensamiento, el estado de ánimo y el comportamiento. Desde mi experiencia personal, puedo ver que la TCC valora y capacita al individuo para tomar el control de sus problemas y manejar la vida de una manera saludable y adaptativa. Esto se logra a través de la psicoeducación.

3 MANERAS EN QUE PUEDE AYUDARTE A SUPERAR TU ENFERMEDAD MENTAL

Para empezar a aplicar esta forma de terapia se pueden seguir tres sencillos pasos:

El primer paso es identificar el pensamiento negativo.

Tu terapeuta o alguien en quien confíes y respetes puede ayudarte a descubrir algunos de esos pensamientos inútiles y poco saludables que contribuyen a tu actual trastorno mental. Por ejemplo, usando mi historia de cómo empecé a usar la TCC. Me llevó un tiempo ver progresos, pero después de un pequeño esfuerzo, me di cuenta de que había estado arrastrando patrones de pensamiento y sentimientos de indignidad. Siempre sentí que mi prometida era demasiado buena para mí. Como si no mereciera la felicidad o ser amado. Y rápidamente me di cuenta de que siempre había estado cargando con estos pensamientos desde la infancia.

El mismo proceso se aplicará a ti. Mientras trabajas con el terapeuta o guía designado, puedes empezar a hablar de tus sentimientos hacia el problema actual y nombrar algunos de los pensamientos dominantes asociados a esos sentimientos.

El segundo paso es desafiar ese pensamiento negativo.

Una vez que hayas identificado algunos pensamientos poco saludables, el siguiente paso es cuestionar la evidencia de tus ideas, analizar las creencias que hay detrás de esos pensamientos y desafiar realmente su validez. En este punto, ayuda tener a alguien que te ayude objetivamente en este proceso. A continuación, analizarás por qué te sientes como lo haces y el comportamiento correspondiente que estos pensamientos han creado. Por último, tendrás que poner a prueba tus pensamientos negativos separando tus pensamientos y sentimientos de la realidad. A menudo, nos damos cuenta de que nuestros pensamientos y sentimientos no se basan en los hechos cuando realizamos este paso.

El tercer paso consiste en sustituir ese pensamiento negativo por uno realista.

Si cambias tu pensamiento negativo por el extremo opuesto, el nuevo no se quedará en tu mente por mucho tiempo. Incluso los estudiantes de desarrollo personal se han dado cuenta de esto. Cuando alguien con una fuerte creencia en la pobreza intenta meterse en la garganta la afirmación "soy multimillonario", nunca da resultados fructíferos. Decir "soy superrico" cuando la creencia de ser pobre es dominante puede ofrecer un alivio temporal en ese momento, pero no te ayudará a cambiar permanentemente tus patrones de pensamiento, sentimientos, acciones o actitud hacia la riqueza. Cuando trabajes con la TCC para eliminar la ansiedad, la depresión o cualquier otra cosa, tu terapia debe ayudarte a formular un nuevo pensamiento que sea lo suficientemente realista para que tu mente y tu cerebro lo acepten como real para ti. Se trata de crear nuevos pensamientos puente que, en última instancia, te lleven al pensamiento final deseado. Cuanto más lejos te sientas de donde quieres estar en tu pensamiento, más debes crear pequeños puentes en lugar de intentar dar un gran salto desde donde estás ahora hasta esa nueva realidad de pensamiento. Así, por ejemplo, si sufres de ansiedad social, en lugar de decir: "Soy la persona más genial del mundo y a todo el mundo le encanta estar cerca de mí", un pensamiento más constructivo que se anclará fácilmente en tu mente sería "el hecho de que me resulte incómodo estar cerca de la gente no significa que los demás me vean así". Construye la nueva realidad de pensamiento a partir de esa base, y es probable que dé mejores resultados a largo plazo.

Esta es la habilidad que nos proporciona la terapia cognitivo-conductual. Nos pone en el asiento del conductor de nuestras propias vidas y nos equipa con herramientas para navegar por lo que de otro modo serían acontecimientos abrumadores. Como sabemos que los pensamientos negativos conducen a sentimientos y acciones negativas, reformulamos nuestros pensamientos para convertirlos en pensamientos positivos y constructivos, que conducen a los sentimientos y comportamientos correspondientes. Cada problema de salud mental será abordado de forma diferente por el terapeuta que elijas, pero permíteme compartir las técnicas fundamentales que siempre se incluirán.

- Identificarás problemas específicos en tu estado actual y en tu vida diaria.

- Tomarás conciencia de los patrones de pensamiento improductivos y de cómo están afectando a tu vida.

- El terapeuta te mostrará cómo empezar a remodelar tu forma de pensar de manera que cambie tu forma de sentirte con respecto a ti mismo y al problema o los asuntos en cuestión.

- Aprenderás nuevos comportamientos y empezarás a ponerlos en práctica a diario.

Entonces se te aconsejará que pongas en práctica una de estas técnicas.

#1. REESTRUCTURACIÓN COGNITIVA O REENCUADRE

¿Tienes tendencia a asumir los peores escenarios? ¿Sueles esperar que la gente te maltrate, que los acontecimientos salgan mal o que metas la pata en cosas que son importantes para ti? Pensar así afecta a casi todo lo que haces. Preocuparse por detalles menores o ponerse demasiado nervioso y tomarse cualquier pequeño conflicto como algo personal creará mucha desarmonía en tu vida y, desgraciadamente, esperar lo peor tiende a convertirse en una profecía autocumplida.

Por eso es crucial identificar tus patrones negativos y cómo reaccionas a menudo ante las situaciones. Una vez que seas consciente, podrás reformular esos pensamientos para que sean más positivos y productivos.

Por ejemplo, estaba sentado en Starbucks con un amigo poco después de comenzar mi viaje de recuperación. Acababa de pasar incontables horas estudiando terapia cognitivo-conductual. Como había ingresado en la universidad para especializarme en psicología (antes de dejarlo), no pasó mucho tiempo antes de que empezara a reconocer algunos de los patrones de pensamiento dominantes que estaban arruinando mi vida, como aquella vez que estaba sentado con John, que intentaba consolarme tras mi ruptura. La camarera trajo su pedido y se olvidó por completo del mío. Suena ridículo, pero es casi como si yo hubiera sido invisible todo el tiempo, y todo lo que ella escuchó mientras hacíamos nuestros pedidos se evaporó en el aire. Como podéis imaginar, cuando llegó su café y sus huevos con tostada, me enfurecí. Le dije: "Verás, John, es como si las mujeres estuvieran a la caza de mí. Y cada vez que me toca una camarera, siempre hay algo que falla en mi pedido". Estuve a punto de soltar la bronca (él estaba acostumbrado), pero esta vez, una vocecita me impidió el arrebato momentáneo. Y reflexioné por un momento sobre lo que estaba diciendo y de dónde venía ese pensamiento. Seguramente esta chica no iba a por mí. Nunca me había visto antes. ¿Por qué asumo lo peor todo el tiempo?

Cuando empecé a tener estos "momentos de despertar", las cosas empezaron a cambiar dentro de mí. Ese día en particular, mi amigo estaba totalmente sorprendido de que no tuviera una rabieta con esa camarera. En cambio, la llamé y ni siquiera le pregunté por qué había ignorado mi pedido. Simplemente le pedí que me prestara atención y que volviera a tomar mi pedido.

#2. TERAPIA DE EXPOSICIÓN

Esta técnica se utiliza para afrontar los miedos y las fobias. El terapeuta debe exponerte poco a poco a las cosas que te provocan miedo o ansiedad y ofrecerte orientación para afrontarlas en el momento. Por ejemplo, si sufres de ansiedad social y la idea de estar en una fiesta llena de gente te provoca mucho miedo, es posible que quieras exponerte gradualmente a lo que sentirías al experimentar ese evento. Divídelo en trozos y experimenta diferentes aspectos, como la llegada y el saludo a nuevos desconocidos. Elige una técnica que te ayude a superar primero esa fase y, cuando puedas sentirte lo suficientemente tranquilo mientras reproduces esa escena, pasa a la siguiente fase, por ejemplo, entablar una conversación con algunas personas que capten tu interés. Sigue trabajando en ello hasta que te sientas menos vulnerable y más seguro para afrontar esa experiencia.

#3. TÉCNICAS DE RELAJACIÓN Y REDUCCIÓN DEL ESTRÉS

En la terapia cognitivo-conductual, aprenderás algunas técnicas de relajación progresiva como:

- relajación muscular
- ejercicios de respiración profunda
- imágenes

Todos estos ejercicios reducen el estrés y aumentan tu sensación de calma y control. También te ayudan a afrontar los desencadenantes en tiempo real, lo que te da suficiente tiempo de amortiguación para evitar las recaídas.

#4. PROGRAMACIÓN DE ACTIVIDADES Y ACTIVACIÓN DEL COMPORTAMIENTO

En esta técnica, finalmente aprendes a lidiar con la procrastinación y otros hábitos que tienen sus raíces en el miedo y la ansiedad. Te ayudamos a hacerlo animándote a bloquear tiempo en tu calendario para estas actividades que causan ansiedad. Una vez que está en tu calendario, es más probable que lo lleves a cabo, y te ayude a desarrollar los hábitos correctos necesarios para convertirte en una persona de alto rendimiento. Combinar esto con otras técnicas, como la respiración profunda, puede ayudarte a lograr cosas que antes parecían imposibles.

#5. DIARIO Y REGISTRO DE PENSAMIENTOS

Para mí, escribir es una forma eficaz de terapia, y ahora hay muchas investigaciones que respaldan esta técnica. Puedes empezar haciendo una lista de los pensamientos negativos que secuestran tu cerebro y tu estado de ánimo a medida que se van produciendo y luego escribir su opuesto (o pensamientos puente) según la gravedad de tu caso. Una técnica particular que practico regularmente hasta la fecha se llama claridad a través del contraste. Básicamente, cojo un trozo de papel A4 y trazo una línea horizontal. A mi izquierda, titulo lo que no quiero, y a mi derecha, lo que me gustaría. En el lado izquierdo pongo mis pensamientos actuales o lo que me aqueja. Todas esas voces y sentimientos ridículos salen y van a parar a ese papel. Una vez que siento que lo he sacado todo, respiro profundamente tres veces y cambio al lado derecho del papel, rellenando los pensamientos y sentimientos que me gustaría sentir y pensar. La mayoría de las veces, ni siquiera creo que pueda llegar a ese otro lado, pero el simple hecho de hacer esta lista de lo que me gustaría me abre a un estado de sentimientos mejor y me calma, lo que me permite manejar mejor los asuntos.

Otro ejercicio que funciona bien, sobre todo en las primeras fases de tu curación, es anotar en un diario todos los nuevos pensamientos y comportamientos que vas poniendo en práctica a medida que avanzas en la terapia. Poner las cosas por escrito te ayuda a ver tu progreso, lo que te mantiene animado y centrado en pensamientos y comportamientos saludables.

#6. JUEGO DE ROLES

El juego de roles es una técnica excelente si te cuesta expresarte y comunicarte con los demás. Puedes utilizar esta técnica para practicar las habilidades sociales (por ejemplo, si quieres invitar a una mujer a salir, pero tienes problemas de ansiedad), para mejorar tus habilidades de resolución de problemas, para ganar familiaridad y confianza en ciertas situaciones, y mucho más.

#7. DESCUBRIMIENTO GUIADO

La mejor manera de hacerlo es con tu terapeuta o con alguien cualificado que pueda escuchar tu problema y conocer tu punto de vista. A continuación, el terapeuta te hará preguntas para cuestionar tus creencias actuales. Te ayudarán a ampliar tu pensamiento ofreciéndote diferentes perspectivas. Es posible que te pidan que aportes pruebas que apoyen tus suposiciones, así como pruebas que no lo hagan. Al pasar por este proceso y abrir tu mente para ver las cosas desde otras perspectivas, te capacitas para ver y elegir un camino nuevo y más beneficioso.

#8. RELAJACIÓN MUSCULAR PROGRESIVA

Esta técnica es similar al escaneo del cuerpo (si practicas el mindfulness, debería sonarte). Se realiza ordenando a los músculos que se relajen (un grupo muscular cada vez) hasta que todo el cuerpo entre en un estado de relajación. Puedes utilizar una guía de audio si lo haces solo (incluso puedes encontrar vídeos en YouTube) o simplemente en un ambiente tranquilo y relajante con algunas velas o cualquier cosa que estimule la relajación para ti. Puede ser beneficioso para calmar una mente ocupada y desconcentrada o cuando te sientes demasiado nervioso o ansioso por algo.

#9. EXPERIMENTOS DE COMPORTAMIENTO

Esta técnica te permite convertirte en tu propio profeta en este sentido. Si tienes miedo o ansiedad por algo, pregúntate qué crees que va a pasar. ¿Qué es lo que provoca esta reacción en ti? Detállalo todo lo posible. A continuación, lleva a cabo tu actividad y toma nota del resultado real que experimentas. Por ejemplo, si te angustia ponerte delante de un público porque crees que te vas a morir o que alguien te va a tirar huevos podridos porque eres malísimo, detalla esa predicción y luego ve a dar tu discurso, aunque sólo sea para comprobar si tu predicción era válida o no. Toma nota de cuántas de tus predicciones se cumplen. Con el tiempo, puede que descubras que las catástrofes predichas que normalmente te impiden hacer las cosas que quieres hacer casi nunca ocurren. Esto ya es una terapia transformadora porque te da la confianza y la libertad mental necesarias para abordar las cosas con una actitud y una mentalidad saludables. En última instancia, tu ansiedad por hacer cosas que están fuera de tu zona de confort se disipará. Como dijo una vez Mark Twain: "He tenido muchas preocupaciones en mi vida, la mayoría de las cuales nunca ocurrieron".

UNA MIRADA PRÁCTICA A LA TERAPIA COGNITIVO CONDUCTUAL

Desde un punto de vista práctico, la TCC pretende ser algo a corto plazo. No niega que tu pasado sea real, sino que simplemente hace hincapié en el presente y en lo que puedes hacer para mejorar las cosas. Esta terapia hablada sigue un modelo simple de pensamientos (cognición) - sentimientos - acciones (comportamiento), y al empezar a hacer ajustes en ese nivel de pensamiento, el resultado final está destinado a cambiar.

Ten en cuenta algunas de las técnicas compartidas anteriormente. Técnicas como la respiración profunda, llevar un diario y la relación muscular progresiva son prácticas sencillas pero profundas que pueden ayudarte a aliviar algunos de los síntomas que te aquejan y, en algunos casos, a erradicarlos por completo de tu vida. El objetivo de la terapia cognitivo-conductual es enseñarte que puedes controlar la forma en que interpretas y afrontas las situaciones y tu entorno, incluso cuando el mundo que te rodea es poco agradable.

¿FUNCIONA?

La TCC ha ayudado a muchas personas con ciertos tipos de malestar emocional que no requieren medicación psicotrópica. Personas que padecen depresión, ansiedad, problemas de ira, trastornos alimentarios, pesadillas, fobias, adicciones, ataques de pánico y mucho más. Está respaldado empíricamente y se ha demostrado que ayuda eficazmente a los pacientes a superar y curar una amplia variedad de comportamientos que les destrozan la vida. Lo mejor de todo es que también puede combinarse con la medicación si tu caso es crónico. Puedes acudir a un terapeuta para estrategias de TCC más avanzadas o hacerlo tú mismo si te sientes capaz. Las técnicas que se comparten en este libro son lo suficientemente sencillas como para empezar a aplicarlas ahora, lo que la convierte en una de las formas de terapia más asequibles.

3

TERAPIA DIALÉCTICA CONDUCTUAL (TDC): LO QUE HAY QUE SABER

L a psicoterapia es una de las mejores formas de tratamiento para numerosas enfermedades mentales. Hasta ahora, has conocido el término general de la TCC, que a menudo se denomina terapia hablada. Para muchos de los problemas comunes de salud mental, la TCC funciona excepcionalmente bien para ayudar al paciente a superar sus problemas. Sin embargo, no todos los pacientes pueden ver los efectos positivos de esta forma de terapia (especialmente los que padecen trastornos de personalidad límite y trastornos de estrés postraumático). Una doctora llamada Marsha Linehan empezó a notar esto en los años 80. A finales de los 80, Linehan y sus colegas decidieron evolucionar la TCC para crear un tratamiento más eficaz para las mujeres problemáticas y suicidas. Linehan revisó la literatura sobre terapias psicológicas eficaces para otros trastornos y reunió un paquete de intervenciones cognitivo-conductuales basadas en la evidencia que se dirigían directamente a la conducta suicida. Ese fue el nacimiento de la TDC.

Pasar de la TCC a la TDC

La DBT (terapia dialéctica conductual) se centró inicialmente en cambiar las cogniciones y los comportamientos de los pacientes que se sentían criticados, incomprendidos e invalidados. Linehan incluyó en el tratamiento intervenciones diseñadas para transmitir la aceptación del paciente y ayudarle a aceptarse por completo. Eso incluye las emociones, los pensamientos, el mundo y los demás. Esta terapia fue concebida para tratar el trastorno límite de la personalidad, pero desde entonces se ha adaptado para tratar también otras condiciones de salud mental, incluyendo, pero no limitándose a los trastornos alimentarios, los trastornos por uso de sustancias y los trastornos por estrés postraumático. Como extensión de la TCC, la terapia dialéctica conductual incorpora el proceso filosófico conocido como dialéctica. El paquete de tratamiento estándar de la TDC consiste en sesiones semanales de terapia individual, una sesión semanal de entrenamiento de habilidades en grupo y una reunión del equipo de consulta del terapeuta.

¿CUÁL ES EL PRINCIPIO DE LA TDC?

Para entender la TDC y sus principios fundamentales, hay que aprender un par de cosas sobre la dialéctica. ¿Qué es la dialéctica? Es un concepto que afirma que todo está compuesto de opuestos y que el cambio se produce cuando hay "diálogo" entre fuerzas opuestas. La idea tiene su origen en la antigua filosofía griega y, según la Wikipedia, se trata de un discurso entre dos o más personas que sostienen puntos de vista diferentes sobre un tema pero que desean establecer la verdad mediante métodos razonados de argumentación. ¿Cómo se convierte esto en una forma de terapia útil para ti?

Mediante este proceso, se te anima a resolver la aparente contradicción entre la autoaceptación y el cambio para provocar cambios positivos en tu vida. Esta forma de terapia parte de tres premisas básicas. La primera es que todas las cosas están interconectadas. La segunda es que el cambio es constante e inevitable, y la tercera es que los opuestos pueden integrarse para formar una mayor aproximación a la verdad. Otro aspecto importante de la TDC desarrollado por Linehan se conoce como validación. Linehan y su equipo descubrieron que cuando se utilizaba la validación junto con el impulso del cambio, los pacientes cooperaban más y era menos probable que abandonaran o se angustiaran a medida que iban realizando los cambios. En la práctica, el terapeuta valida que las acciones del paciente "tienen sentido" en el contexto de su experiencia personal, sin estar necesariamente de acuerdo en que las acciones emprendidas son el mejor enfoque posible para resolver el problema deseado.

¿EN QUÉ SE DIFERENCIA DE LA TERAPIA COGNITIVO CONDUCTUAL?

Por el nombre, podemos decir que la TCC y la TDC comparten algunas similitudes. La TDC evolucionó a partir de la terapia cognitivo-conductual, pero su enfoque es lo suficientemente distinto como para merecer ser considerado un modelo único. Tanto la TCC como la TDC están respaldadas por una amplia investigación basada en la evidencia. Por lo tanto, podemos confiar en su eficacia. Cada una puede utilizarse para tratar una amplia variedad de problemas de salud mental, pero en algunos casos, una es más adecuada que la otra.

Por eso es bueno entender algunas de las diferencias entre estos dos modelos de terapia.

La principal diferencia es el tipo de cambio que generan para el paciente, según la investigación científica. La TCC puede ayudar al paciente a reconocer y cambiar los patrones problemáticos de pensamiento y comportamiento. Por otro lado, la TDC es mejor cuando un paciente necesita ayuda para regular las emociones intensas y mejorar las relaciones interpersonales. A través de la validación, la aceptación y el cambio de comportamiento, la TDC puede ayudar al paciente a crear esos cambios necesarios. En la TDC, no hay una gran dependencia del cambio de pensamientos. Hay un proceso implícito que ocurre de manera que, a medida que el cliente es consciente, se acepta más a sí mismo y aprende a validarse y a pedir validación, empieza a cambiar cualquier resistencia que pueda tener. En última instancia, se vuelven más amables consigo mismos, se asientan más en la realidad y aceptan la realidad sin catastrofizar todo en su mundo. Pero no pasan por el proceso de desafiar activamente sus pensamientos como en la TCC.

Una cosa a tener en cuenta aquí es que la investigación no dice que haya una talla única para todos. Aunque el médico que desarrolló la TDC se centró en pacientes suicidas, este modelo ha funcionado para otros trastornos de salud mental. Por lo tanto, debemos mantener la mente lo suficientemente abierta y evitar cometer el error de asumir que uno es mejor que el otro. Los trastornos de salud mental afectan a la cognición y al comportamiento de forma diferente, por lo que ni la TCC ni la TDC son la mejor opción en todos los casos. Tienes que averiguar cuál es la mejor opción para tu caso particular.

Las investigaciones comparten hasta ahora que la depresión, la ansiedad, el TOC, las fobias y el TEPT suelen abordarse mejor mediante la terapia cognitivo-conductual. Para los trastornos límite de la personalidad, la ideación suicida crónica y las conductas autolesivas, la terapia dialéctica conductual suele ser más eficaz.

LAS ESTRATEGIAS DE DBT QUE AYUDAN A TRANSFORMAR LAS CONDUCTAS NEGATIVAS EN POSITIVAS

Con la TDC, se aprenden y desarrollan cuatro habilidades básicas para afrontar el malestar emocional de forma saludable, positiva y productiva. Estas habilidades se denominan a veces módulos y son consideradas por Linehan como los "ingredientes activos" para utilizar con éxito la TDC. Son la atención plena, la regulación de las emociones, la tolerancia al malestar y la eficacia interpersonal. Examinemos cada habilidad.

Atención plena

¿Qué es la atención plena? La atención plena significa mantener una conciencia momento a momento de nuestros pensamientos, sentimientos, sensaciones corporales y el entorno que nos rodea a través de una lente de cuidado suave (definición de greatergood.berkley.edu).

Las raíces de la atención plena se remontan al budismo, más concretamente a la meditación budista. Hoy en día, la mayoría de la gente sólo conoce la práctica más secular de la atención plena, que entró en la corriente principal de Estados Unidos a finales de la década de 1970. Desde los años 70 se han documentado muchos estudios que demuestran los beneficios para la salud física y mental de adoptar prácticas de mindfulness.

También debemos considerar el aspecto de la atención plena que tiene que ver con la aceptación. ¿A qué me refiero? En el mindfulness, se nos anima a prestar atención a nuestros pensamientos y emociones sin juzgarlos, sin creer ni por un instante que está mal o bien que sientas lo que sientes en un momento dado. Por ejemplo, al leer este capítulo, fíjate en cómo te sientes en este momento mientras lees mis palabras. Si te sientes aliviado y animado por lo que estás aprendiendo, eso es genial, y puedes abrazar esos pensamientos y emociones. Si te cuesta estar de acuerdo o incluso ver el valor de lo que has aprendido hasta ahora, quizás estés empezando a frustrarte e impacientarte conmigo; también está bien. A medida que empiezas a notar lo que ocurre en tu interior y cómo respondes a las actividades e interacciones que tienes a lo largo del día, empiezas a practicar la atención plena. Eso te ayuda a sintonizar con lo que percibes en el momento presente. También te mantiene anclado en el AHORA en lugar de ser arrastrado hacia el pasado o precipitarse hacia un futuro imaginario.

En el contexto del uso de esta práctica en TDC, la aceptación juega un papel importante. Cuanto más notes y aceptes tus pensamientos y sentimientos a través de esa crianza menor, más fácil será progresar en tu curación. Así que la TDC divide la atención plena en las habilidades "qué" y las habilidades "cómo".

Las habilidades del "qué" consisten en darse cuenta de en qué estás centrado. Eso incluye el momento presente, tu conciencia en el presente, tus pensamientos, emociones y sensaciones, y separar las emociones y las sensaciones de los pensamientos.

Las habilidades del "cómo" te enseñan a ser más consciente. Lo haces aprendiendo a equilibrar los pensamientos racionales con las emociones, utilizando la aceptación radical para aprender a tolerar aspectos de ti mismo siempre que no sean perjudiciales para ti o para los demás. También se trata de tomar medidas efectivas y superar las cosas que hacen que esta práctica de la atención plena sea un reto a ejecutar. Cosas como la inquietud, la fatiga, la somnolencia y la duda inhiben tu capacidad de practicar la atención plena, por lo que hay que gestionarlas de forma eficaz. Y, por último, tienes que utilizar estas habilidades de mindfulness que aprendes con regularidad. No puede ser algo puntual o sólo cuando te convenga.

Regulación de las emociones

Aunque las prácticas de mindfulness son extremadamente poderosas, sabemos que a veces no son suficientes, especialmente cuando sientes que tus emociones tienen vida propia y te han secuestrado. Los que hemos luchado con problemas de salud mental durante mucho tiempo, sabemos lo paralizantes que pueden ser las emociones. Hay momentos en mi vida en los que sentí que no había escapatoria de la experiencia infernal de mis sentimientos. Si tú también has tenido esos momentos, lo siento por ti. Y quiero que sepas que, por muy difícil que sea, es posible gestionarlos. Eso es lo que te enseña esta habilidad de regulación de las emociones.

La regulación de las emociones te enseña a manejar las reacciones emocionales inmediatas antes de que conduzcan a una cadena de reacciones secundarias angustiosas. Aprenderás a reconocer las emociones y a reducir tu sensación de vulnerabilidad e inseguridad. Superarás las barreras a las emociones que tienen efectos positivos y aumentarás las emociones con efectos positivos. Eso te ayudará a ser más consciente y atento a tus sentimientos sin juzgarlos y a exponerte a tu ser emocional. Cuanto más expuesto estés a tus emociones, más fácil será evitar ceder a los impulsos emocionales porque serás capaz de reconocerlos y eso, a su vez, resolverá los problemas de forma útil. En caso de que te preguntes qué puede ser una emoción primaria, déjame compartir un ejemplo.

Supongamos que estás a punto de enfadarte mucho por cualquier motivo. Sin embargo, como has practicado la regulación de las emociones, tienes un tiempo de amortiguación que te permite reconocer que estás a punto de explotar de ira. En ese caso, puedes practicar las habilidades básicas que estás aprendiendo en este capítulo (dependiendo de lo que te parezca más eficaz en esa situación) y calmarte. Eso te permitirá evitar entrar en una espiral emocional descendente, que podría conducir a la culpa, la indignidad, la vergüenza e incluso la depresión, dependiendo de lo mal que se pongan las cosas si no te regulas en esa situación concreta.

Tolerancia a la angustia

Aunque regular tus emociones es maravilloso y evita que caigas en brotes de depresión y otros estados terribles, algunos entornos están llenos de desencadenantes que parecen estar a punto de acabar contigo. En un momento de crisis, incluso con toda la atención y el compromiso de regular tus emociones, ¿cómo puedes evitar ese pozo de desesperación si nada más parece funcionar? La respuesta corta es activando la tolerancia a la angustia.

Aprendes las habilidades de tolerancia a la angustia para poder superar los momentos de crisis y las tormentas duras sin necesidad de recurrir a técnicas de afrontamiento potencialmente destructivas. Por eso me encanta este módulo. Antes de desarrollar las habilidades de tolerancia a la angustia, estaba bien hasta que algo inesperado me sacaba de mis casillas. Entonces intentaba utilizar mecanismos de afrontamiento como el autoaislamiento, la evitación y el alcohol para hacer frente a situaciones que no podía controlar. Basta decir que los resultados no eran los que yo quería. Muchos han tenido una experiencia similar, así que te animo a que aprendas estas habilidades en lugar de buscar mecanismos de afrontamiento temporales que podrían causar más daño. Al aprender las habilidades de tolerancia a la angustia, aprendes a distraerte hasta que te calmas lo suficiente como para enfrentarte a la emoción o situación destructiva. Aprendes a tranquilizarte relajándote y utilizando tus sentidos para poder volver a conectar con esa sensación de paz. Estas habilidades no tienen precio porque siempre te ayudan a encontrar formas de mejorar el momento, aunque tengas un gran dolor o dificultad. Si tienes que utilizar alguna técnica de afrontamiento, no elegirás a ciegas la más fácil. Por el contrario, serás consciente y reflexionarás sobre los pros y los contras de tus elecciones. Utilizando esta técnica, reconocí que beber como mecanismo de afrontamiento sólo empeoraba mi vida. En ese momento me di cuenta de que la idea de beber se me venía a la cabeza y buscaba una solución que me hiciera sentir mejor, como llamar a mi grupo de apoyo o salir a correr para desahogarme. Fue entonces cuando las cosas empezaron a cambiar definitivamente. Llegué a un punto en el que dejé de tener miedo y ansiedad por recaer en la depresión.

Eficacia interpersonal

Las relaciones siempre van a ser parte integral de nuestro crecimiento y felicidad como seres humanos. No importa lo roto que esté el corazón o lo traicionado que se haya sentido, aprender a conectar y relacionarse mejor con los demás sigue siendo importante, y debería formar parte de su proceso de recuperación. Las habilidades de eficacia interpersonal te ayudan a ver las relaciones desde una nueva óptica. Te dan claridad y perspectiva. Estas habilidades combinan la capacidad de escuchar, las habilidades sociales y el entrenamiento en asertividad para que puedas aprender a cambiar situaciones y seguir siendo íntegro con tus valores. Estas habilidades incluyen el aprendizaje de cómo superar los conflictos y los retos en las relaciones y aprender a pedir lo que quieres. También se trata de construir un gran respeto y amor por ti mismo.

¿QUÉ ESPERAR EN LA TDC?

La TDC utiliza técnicas específicas técnicas para alcanzar los objetivos del tratamiento que te ayudarán a mejorar. Suele incluir una combinación de sesiones individuales y apoyo grupal.

La terapia individual suele ser lo primero.

En estas sesiones semanales, se hace hincapié en el reconocimiento y la autovigilancia de tus pensamientos, emociones y comportamientos mediante el uso de una especie de tarjeta de diario que será procesada por tu terapeuta. Esta tarjeta te ayuda a ti y a tu terapeuta a hacer un seguimiento de los objetivos del tratamiento. El objetivo es lograr una mayor conciencia de tus desencadenantes, pensamientos, emociones, comportamientos y acciones para que puedas obtener estrategias de cambio. Suele ser una sesión de 50 minutos. Durante la terapia individual, también se trabajarás la regulación de las emociones, las experiencias traumáticas y cualquier otro tema que surja. Puedes esperar que tu terapeuta sea activo en la enseñanza y refuerzo de conductas adaptativas entre y durante las sesiones. El énfasis debe estar en enseñarte habilidades que te capaciten para manejar tu trauma emocional. Se trata de trabajar junto a tu terapeuta para que puedas aprender a mejorar muchas de las habilidades sociales y emocionales necesarias para ayudarte a sentirte más en control. Es posible que también recibas algunas tareas durante estas sesiones individuales.

Las sesiones semanales de terapia de grupo son el segundo componente de la TDC.

Estas sesiones suelen durar dos horas y media. Estas reuniones estructuradas dirigidas por tu terapeuta te ayudarán a aprender, incorporar y practicar uno de los cuatro módulos diferentes comentados anteriormente. Al fin y al cabo, a menos que puedas practicar estas habilidades básicas, no se fijarán ni producirán efectos duraderos en tu vida. En el grupo, también tendrás la oportunidad de discutir las tareas, las aplicaciones prácticas de las nuevas habilidades que estás aprendiendo, etc.

Durante tu tratamiento de TDC, tendrás acceso a tu terapeuta por teléfono o virtualmente si necesitas ayuda para afrontar cualquier crisis que aparezca.

A medida que te comprometas y pases por este proceso, empezarás a experimentar los beneficios del aprendizaje de habilidades que mejoran tu tolerancia a la angustia y la regulación emocional. Si te enfrentas a comportamientos autodestructivos o pensamientos suicidas, estos se abordarán en primer lugar. Y al combinar las sesiones de psicoterapia individual con la experiencia grupal de apoyo, empezarás a practicar más las habilidades interpersonales que aprenderás de tu terapeuta, disminuyendo los comportamientos y pensamientos inadaptados que afectan a tu calidad de vida y a tus relaciones. En resumen, empezarás por fin a poner en orden tu vida y tu tranquilidad. A medida que aumenta tu autoestima, tu respeto por ti mismo y tu confianza en ti mismo, aprenderás a establecer objetivos razonables para mejorar tu estilo de vida.

TDC, ¿ES LA ADECUADA PARA MÍ?

¿Cómo puedes determinar si la DBT es adecuada para ti, y puedes estar seguro de que funcionará?

Bueno, algunos signos y síntomas harían pensar que la TDC es la mejor forma de terapia. ¿Sufres alguno de los siguientes?

- Comportamientos autodestructivos como el abuso de alcohol

o drogas, atracones y purgas, promiscuidad sexual y otros comportamientos impulsivos como el juego, la ludopatía o las borracheras.

- Amenazas o intentos de suicidio repetidos.
- Problemas crónicos de depresión, ansiedad e ira.
- Comportamiento de autolesión, como cortarte, quemarte o picarte a ti mismo
- Hipersensibilidad a la crítica, el rechazo y la desaprobación, miedo al abandono y un patrón de relaciones interpersonales inestables.
- Reactividad emocional intensa y volátil y dificultad para volver a un estado de ánimo estable.
- Imagen pobre e inestable de sí mismo con una fuerte sensación de vacío.
- Sentimientos de paranoia y victimización.
- Pensamiento distanciado que va desde la dificultad para mantener la atención hasta episodios de disociación completa.

Si estás luchando con uno o más de estos problemas, la TDC puede ser la adecuada para ti. Hay muchas historias de éxito en las que el uso de la Terapia Dialéctica Conductual ha sido el tratamiento definitivo que ayudó a evitar el suicidio. De hecho, una de las mejores historias que puedo compartir contigo es la de la Dra. Linehan, la mujer que está detrás de esta forma de tratamiento. En 1961, a la edad de 16 años, fue ingresada en un hospital psiquiátrico. Estuvo allí más de dos años, y casi todos los terapeutas que vinieron a tratarla resultaron ineficaces. Dice que algunos eran tan malos que a menudo tenía la sensación de que la hundían más en lo que sólo puede describirse como un infierno. Considera un milagro que haya podido curarse y hacer una vida exitosa, obteniendo un doctorado en psicología social y experimental. A partir de ahí, fue capaz de convertir los tratamientos terapéuticos existentes en el tipo de tratamiento que ella necesitaba. "Desarrollé la terapia conductual dialéctica (TDC) para las personas que sufren un dolor emocional inimaginable y recurren a un comportamiento desesperado en medio del sufrimiento. Las personas a las que más quería ayudar eran las que tenían un riesgo muy alto de suicidio, y la DBT resultó ser extremadamente exitosa para ayudar a los suicidas a seguir con vida." Dra. Marsha M. Linehan.

CÓMO DAVID SE CURÓ DE LA ADICCIÓN A LOS ANALGÉSICOS

David es un amigo que conocí hace años en mi grupo de apoyo, y hemos continuado nuestra amistad mucho tiempo después de nuestras vidas anteriores, cuando todo parecía insoportable. Nuestra conexión puede deberse a que a ambos nos costó reconocer que algo iba terriblemente mal y que necesitábamos ayuda hasta que fue casi demasiado tarde. Aunque a él no le rompieron el corazón, sí que sufrió su propia versión de un infierno. Según David, no podía recordar un momento de su vida en el que sintiera que la vida merecía la pena. Lo peor es que le derivaban de un especialista a otro, todos los cuales parecían enterrarle aún más en su estado depresivo. También le recetaron varios medicamentos psicotrópicos, que tenían graves efectos secundarios.

Para empeorar las cosas, su depresión se estaba haciendo más crónica. Así que, para hacer las cosas un poco más llevaderas, David empezó a calmarse con unos fuertes analgésicos que tomaba su madre. No pasó mucho tiempo antes de que eso se convirtiera en su nuevo mecanismo de afrontamiento y, con el tiempo, se convirtió en un serio adicto. Fue entonces cuando su madre decidió probar una forma diferente de terapia. Para cuando su madre pudo llevarle a la TDC, él sufría una depresión mayor y un trastorno por abuso de sustancias. También estaba empezando a desarrollar ciertos comportamientos autodestructivos que a su madre le preocupaba que pudieran llevar a amenazas de suicidio. El tratamiento al que David se unió a regañadientes fue lo que nos conectó, y el resto, como se dice, es historia olvidada.

Después de pasar por la TDC, David pudo desarrollar nuevas habilidades, curarse y transformar su vida. Hubo una época de su vida en la que no podía salir de la cama durante días por la desesperación y el sufrimiento emocional que padecía. Hoy en día, David es un empresario de éxito que dirige su propio negocio, y es voluntario en su comunidad local para devolver el favor. También ha creado un canal de YouTube para animar a los hombres que sufren problemas de salud mental a buscar apoyo y tratamiento, ya que considera que para él fue más difícil debido a su reticencia a hablar. Intentó ignorar las señales de alarma y no quiso parecer "débil", pero ahora reconoce la importancia de buscar ayuda cuando uno se siente mal mentalmente.

4

UNA VISIÓN CLARA DE LA TERAPIA BASADA EN LA ACEPTACIÓN Y EL COMPROMISO (ACT)

L os investigadores siguen trabajando incansablemente para desarrollar y descubrir las formas más eficaces de ayudar a las personas a superar los desafíos mentales. La recuperación a largo plazo y la prevención de recaídas siguen siendo un gran obstáculo que muchos se esfuerzan por resolver, porque no hay nada peor que someter a alguien a un programa con éxito sólo para que recaiga poco después. También existe el problema de que no todos los programas de terapia estándar ayudan eficazmente a las personas a superar el dolor psicológico. Ahí es donde entra en juego ACT.

CÓMO ENTRAR EN EL ACT

La terapia de aceptación y compromiso (ACT) es una nueva forma de tratamiento desarrollada más recientemente (en los años 90) con la esperanza de aumentar el éxito a largo plazo en el tratamiento de las enfermedades mentales. Se basa en la teoría del marco relacional (una escuela de investigación centrada en el lenguaje y la cognición humanos). Esta terapia está más orientada a la acción y también tiene sus raíces en la terapia conductual tradicional y la terapia cognitiva conductual. La ACT te enseña a dejar de negar, evitar, suprimir y luchar contra tus emociones internas y, en cambio, a empezar a aceptar que no tienes defectos ni estás roto. Estos sentimientos negativos, a menudo reprimidos, son respuestas apropiadas a situaciones específicas, pero eso nunca debería inhibirte de avanzar en tu vida. En otras palabras, ACT te permite aceptar tus problemas y dificultades y comprometerte a realizar los cambios de comportamiento necesarios independientemente de lo que ocurra a tu alrededor. El tratamiento con ACT ha tenido éxito cuando se ha aplicado al dolor crónico, los trastornos alimentarios, la depresión, la psicosis, la ansiedad y el abuso de sustancias.

¿EN QUÉ SE BASA?

En un nivel fundamental, ACT se ocupa de ayudarte a realizar la plenitud y la vitalidad de tu vida. Se trata de dar un nuevo sentido a tu vida y ayudarte a descubrir tus valores para que puedas llevar un estilo de vida basado en valores que, en última instancia, te aporte un mayor sentido de la dignidad. También hace hincapié en la importancia de aceptar que una vida plena incluye un amplio espectro de emociones y experiencias humanas, incluido el dolor. Aceptar las cosas tal y como vienen, sin evaluarlas ni intentar cambiarlas, es una de las habilidades fundamentales que se aprenden, lo que facilita el cambio y la gestión de situaciones dolorosas o difíciles.

LOS 3 FUNDAMENTOS CLAVE PARA LA ACT

#1. Aceptación

Aceptar la propia experiencia emocional puede describirse como el proceso de aprender a experimentar la gama de emociones humanas con una perspectiva amable, abierta y de aceptación. Tanto si se trata de una situación que no puedes controlar, como de un rasgo de la personalidad difícil de cambiar o de una emoción que te abruma, el ACT te invita a aceptar la realidad y a trabajar con la vida tal y como es, en lugar de intentar luchar o controlar las cosas que están fuera de tu control.

#2. Elegir el rumbo deseado

Durante este proceso, podrás elegir la mejor dirección que puedes tomar basándote en tus valores. Para ello, se te guiará a través de un proceso de clarificación de valores que te ayudará a definir lo que es más importante para ti. Tu profesional de la salud mental compartirá ejercicios que te ayudarán a identificar tus valores fundamentales y luego podrás alinearlos con tus acciones para responder al dolor y a las dificultades desde ese estado de ánimo. También es una forma estupenda de aclarar cómo quieres vivir la vida y qué es significativo para ti.

#3. Actuar

La última clave es pasar a la acción y comprometerse con los cambios que has hecho en el comportamiento y avanzar en la dirección de tus valores identificados. Estas tres claves están interconectadas y no pueden tratarse por separado cuando se hace la terapia. Lo que subyace en todas ellas es que cada una debe abordarse a través de la lente de la atención plena. Así pues, abordemos el papel de la atención plena en la ACT.

Durante la ACT, la atención plena te permitirá conectar con el yo observador (la parte de ti que es consciente, pero está separada de tu yo pensante). ACT utiliza la atención plena para que puedas desprenderte de los pensamientos y las experiencias que te dificultan ver con claridad o incluso permanecer presente. Los desafíos relacionados con sentimientos dolorosos y situaciones pasadas que ya no te sirven se reducen primero y se aceptan finalmente a través de las prácticas de mindfulness. Así que, por ejemplo, si como yo luchas con pensamientos de indignidad y has tenido una experiencia dolorosa como la que yo tuve, en la que alguien a quien amaba me traicionó de la peor manera posible, lo que me hizo creer que realmente soy indigno y antipático, entonces en lugar de reproducir ese pensamiento "soy indigno y antipático", se te puede pedir que digas en su lugar "estoy teniendo el pensamiento de que soy indigno y antipático". Esto te separa efectivamente (al individuo) de la cognición, despojándola así de su carga negativa.

La única diferencia clave que separa a ACT de otras terapias

Hasta ahora, has conocido tres tipos de tratamientos de psicoterapia que funcionan para ayudar a las personas a superar sus problemas de salud mental. La TCC (terapia cognitiva conductual) es la base tanto de la TDC como de la TCA. Sin embargo, todas son distintas a su manera, por lo que se consideran separadas. Si queremos entender la diferencia fundamental entre la ACT, la TDC y la TCC, la diferencia clave es que la ACT hace hincapié en afrontar las emociones y experiencias dolorosas de frente y en emprender acciones positivas hacia adelante. Se centra en abrazar, aceptar y transformar los sentimientos a través de un esfuerzo comprometido para cambiar el comportamiento y las percepciones del problema. También se centra en la aceptación de uno mismo y en ver lo bueno, en lugar de creer que somos defectuosos por desarrollar problemas mentales. A través de la aceptación y la acción positiva basada en los propios valores, afrontar las dificultades de la vida puede ser manejable, y la vida puede volver a ser satisfactoria y agradable.

PASOS PRÁCTICOS PARA APLICAR LA ACT

Tanto si tienes un terapeuta que te guíe en la terapia de aceptación y compromiso como si no, puedes aplicar algunos de los ejercicios a tu situación actual. Muchos de los ejercicios de mindfulness son prácticos y fáciles de poner en práctica para cualquiera. Por ejemplo, si quieres practicar la Aceptación, un ejercicio sencillo de hacer es "Abrirse".

Si te aparecen sentimientos desagradables en este momento, mira si puedes respirar profundamente y permitir que estén ahí contigo. En lugar de suprimirlos o barrerlos bajo la alfombra mental, acepta esos sentimientos. Explora lo que hay que experimentar y nota las sensaciones de tu cuerpo y los pensamientos, imágenes y emociones que pasan por tu mente. ¿Puedes estar presente con estos sentimientos difíciles y mantenerte en contacto con ellos sin juzgarte? ¿Siguen siendo los mismos sentimientos o empiezan a cambiar a medida que les das espacio sin juzgarlos para estar contigo? Quédate con ellos un rato más y observa si hay alguna fluctuación. ¿Se vuelven más pesados, más ligeros o siguen igual? Fíjate en cómo te hablas a ti mismo mientras experimentas estos sentimientos. ¿Qué interpretaciones estás haciendo sobre tu experiencia, y está realmente basada en la realidad? Ahora, fíjate en si puedes contrarrestar algunas de las autoconversaciones negativas con otras más realistas y luego vuelve a evaluar esa experiencia desde tu nueva perspectiva.

Otras estrategias prácticas que pueden ser útiles en tu vida diaria son

- Reconocer la dificultad en tu vida sin escapar de ella o evitarla.
- Darse permiso para no ser bueno en todo.
- Permita que los sentimientos o pensamientos se produzcan sin el impulso de actuar sobre ellos.
- Date cuenta de que puedes controlar cómo reaccionas, piensas y sientes en cualquier situación.

NO ES NECESARIO ACTUAR, ¡ACT FUNCIONA!

El ACT fue desarrollado a finales de los años 80 por Steven C. Hayes, y la mayoría de los académicos lo consideran la "tercera ola" de enfoques de psicoterapia conductual. Piensa en ella como una versión actualizada de la TCC, pero con más atención plena y procesamiento del momento presente. Hay muchas pruebas científicas de que las prácticas de atención plena y la terapia cognitivo-conductual influyen positivamente en el tratamiento de problemas de salud mental como la ansiedad, la depresión, el abuso de sustancias y los traumas. En el caso de la terapia cognitivo-conductual, se utilizan con frecuencia metáforas, paradojas y ejercicios experienciales. Muchas intervenciones son lúdicas, creativas e innovadoras, y van desde intervenciones breves de diez minutos hasta otras que se prolongan durante muchas sesiones. Un terapeuta informado por ACT suele adoptar un papel activo en la orientación del cliente mediante la exploración de sus valores y la creación de habilidades asociadas a la atención plena. Por ejemplo, tengo una amiga (la llamaremos Ann para proteger su privacidad) que recientemente ha completado un programa de ACT. Me contó que durante sus sesiones se sintió guiada a desarrollar más compasión y atención plena. Cambió su relación con sus pensamientos y empezó a sentir el cambio después de unas pocas sesiones.

En un principio, Ann buscó ayuda porque se sentía muy insatisfecha con su vida, pero al mismo tiempo se castigaba a sí misma y se sentía culpable por tener esos pensamientos y emociones. Según los estándares del statu quo, Ann tiene una gran vida y su marido tiene mucho éxito. Sus días están ocupados por sus tres hijos pequeños, y aunque tiene el estilo de vida con el que la mayoría de las amas de casa sólo sueñan, sigue sintiéndose insatisfecha. Como no quería compartirlo con su familia por miedo a que la consideraran egoísta y desagradecida (especialmente su tradicional madre sureña), decidió buscar orientación profesional. A través de ACT, se le guió para que explorara sus valores a través de un ejercicio de valores, que le permitió examinar si estaba viviendo o no dentro de su sistema de valores y de qué manera podría desear cambiar las cosas. Gracias a este ejercicio, finalmente aceptó su insatisfacción y descubrió formas de cambiar su rutina actual para poder vivir más alineada con sus propios valores.

Además de las historias personales que he encontrado sobre el éxito y la viabilidad de la ACT como forma de tratamiento, hay suficientes pruebas científicas que respaldan la validez de esta forma de enfoque psicoterapéutico. Una de esas pruebas es el resultado compartido en el European Journal of Psychiatry Volumen 32, Número 4. Sesenta y siete pacientes internos de un departamento psiquiátrico alemán fueron asignados a la condición de TCA o TCC+, evaluados con respecto a la medida de los síntomas y a los resultados específicos de la TCA. Los resultados mostraron que ambos grupos mejoraron en las medidas de gravedad de los síntomas, así como en los componentes específicos del TCA. No hubo diferencias significativas entre los grupos. (Fuente. Eficacia de la Terapia de Aceptación y Compromiso comparada con la TCC+: Resultados preliminares).

SECCIÓN II: UTILIZACIÓN DE LOS MÉTODOS PRÁCTICOS DE LA TCC, LA TDC Y LA ACT EN LA VIDA COTIDIANA

5

TUS PATRONES DE PENSAMIENTO IRRACIONAL Y CÓMO SUPERARLOS

¿Has estado alguna vez en una situación en la que alguien te está hablando y se te viene a la cabeza la imagen de darle un puñetazo hasta hacerle sangrar? O tal vez estás ocupándote de tus asuntos mientras tomas tu café matutino en Starbucks y, de repente, empiezas a pensar en el aspecto que tendrían todos los que te rodean desnudos. Como diría Rihanna, se trata de "pensamientos salvajes", y es bastante normal que surja un pensamiento irracional de vez en cuando. De hecho, creo que todos los seres humanos experimentan algunos pensamientos irracionales fugaces de alguna manera, forma o modalidad en algún momento de su vida. Suelen aparecer y desaparecer rápidamente.

El problema es cuando los pensamientos son persistentes y secuestran tu atención y tus emociones. Si te sorprendes a ti mismo ahogándote en un diálogo interior o en una escena de película mental que se siente fuera de control y que está arraigada en ideas dañinas o destructivas, entonces has aterrizado en el reino del pensamiento distorsionado.

Los pensamientos irracionales pueden estar dirigidos a uno mismo o a los demás. Independientemente de en quién se centren, estos pensamientos suelen ser tristes, perturbadores, negativos y, a veces, de naturaleza destructiva. Dejarlos en la mente suele ser la razón por la que se aceleran el estrés, la ansiedad y la depresión, por lo que es mejor tomar conciencia e idear formas saludables de lidiar con ellos a medida que van apareciendo.

PENSAMIENTOS IRRACIONALES Y POR QUÉ LOS TENEMOS

Lo primero que hay que tener en cuenta es que tenemos miles de pensamientos cada día. De ellos, la mayoría son pensamientos reciclados. Las implicaciones de saber esto es que muchos pensamientos irracionales no son originalmente tuyos. Simplemente son reciclados, y tú simplemente los recoges y los llamas tuyos.

Hay muchos tipos diferentes de pensamientos irracionales (conocidos por los expertos como distorsiones cognitivas en la TCC), pero a un nivel fundamental, todos parecen ser poco realistas y definitivamente perjudiciales para tu bienestar mental. Estos pensamientos pueden incluir la preocupación injustificada por las dificultades económicas, el miedo a que no le gustes a nadie, a que no seas digno de ser amado y a que siempre estés solo, pueden ser pensamientos de hacerte daño a ti mismo o a los demás. Puede ser un pensamiento persistente de que los demás enfermen o mueran. A medida que surgen, parecen secuestrar tus sentidos y tu atención, lo que te hace entrar en una espiral descendente sin esperanza.

Según las investigaciones, tendemos a tener estos pensamientos irracionales cuando estamos bajo tensión emocional. El miedo o la ira fuertes e intensos suelen ser los culpables de las distorsiones cognitivas. Los pesimistas y las personas que odian el cambio suelen tener pensamientos irracionales.

¿HAS OÍDO HABLAR DEL REENCUADRE COGNITIVO (RC)?

El reencuadre cognitivo, a veces llamado reestructuración cognitiva, es un proceso terapéutico que ayuda al paciente a descubrir, desafiar y modificar o sustituir sus distorsiones cognitivas. Se trata de una herramienta básica en la terapia cognitivo-conductual utilizada con frecuencia por los terapeutas, ya que muchos de nuestros problemas no provienen tanto de la crisis o de una situación inesperada como de la forma de pensar defectuosa que tenemos sobre nosotros mismos y el mundo que nos rodea. A través del reencuadre cognitivo, aprenderás finalmente a reducir el estrés en tu vida a medida que desarrolles formas saludables de reestructurar tus patrones de pensamiento y cultives hábitos más positivos y funcionales. Por supuesto, esto es más fácil de decir que de hacer. Cualquiera que haya sufrido problemas de salud mental y pensamientos irracionales puede dar fe de que cambiar los pensamientos puede parecer casi imposible. Pero, ¿puedes recordar algún momento en el que hacer algo te haya parecido abrumadoramente difícil? Tal vez fue aprender a conducir o superar el pre-cálculo o cualquier otra habilidad que hayas adquirido a lo largo de tu vida. Al principio, parece agotador, pero al igual que cualquier otra habilidad, cuanto más se practica, más fácil resulta. Desafiar tus propios pensamientos y creencias negativas, e incluso descubrirte a ti mismo cuando tus emociones están siendo secuestradas por pensamientos distorsionados, se convierte en algo manejable. Queremos utilizar esta herramienta para desarrollar la curiosidad de lo que es real cada vez que los pensamientos e imágenes secuestran nuestro espacio mental. Cuando se busca una solución para superar los problemas de salud mental, una buena regla general es saber que confiar automáticamente en todos los pensamientos puede no ser la mejor idea. Así que, con una herramienta como el reencuadre cognitivo, tienes la capacidad de comprobar la exactitud de esos pensamientos para poder responder mejor a la situación.

CONOCER LOS PATRONES IRRACIONALES

Las formas en las que los pensamientos irracionales nos juegan una mala pasada son tan numerosas que casi da risa. Estos trucos se denominan distorsiones cognitivas en psicología, y debes empezar a reconocer algunos de los patrones y creencias que están jugando en tu vida. Estas creencias y patrones de pensamiento pueden parecer reales, pero no resisten la prueba de la luz cuando se analizan con precisión. Hacen que tu recuperación sea difícil y que la recaída después del tratamiento sea una posibilidad real porque mientras estén dominando tu espacio mental, están causando silenciosamente un daño a tu bienestar. Por desgracia, muchos de ellos están arraigados durante nuestros años de formación y se sienten como parte de lo que somos. Pero eso es falso, y es crucial empezar a detectar cuando estos agentes amenazan tu estado de ánimo. He aquí algunos de los que deberías ser consciente:

Catastrofización

¿Eres una de esas personas que siempre espera que ocurra lo peor? Por ejemplo, estás sentado en un restaurante esperando a que llegue tu cita. Llevas mucho tiempo esperando esa noche. Y entonces te das cuenta de que tu cita se retrasa. Han pasado veinte minutos y sigues esperando. No hay respuesta cuando llamas. Sólo suena y suena, así que automáticamente asumes lo peor y te vas del restaurante. Por supuesto, eso refuerza los pensamientos en tu cabeza de que no eres digno de ser amado; ella estaba jugando contigo todo el tiempo y nunca le gustaste, etc. Empiezas a pensar en lo inútil que eres y en lo mucho que apestan las mujeres.

Pensamientos irracionales de la chica saliendo con otro hombre y riéndose de ti y de lo idiota que eres por pensar que alguna vez tendría una cita contigo llenan tu mente. No importa qué palabras tranquilizadoras o soluciones intentes aplicar, no hay remedio. Este es un ejemplo de catastrofismo. Se trata de ver sólo el peor resultado posible en todo.

Pensamiento Mágico

Este patrón de pensamiento distorsionado es más común en niños y adultos con trastorno obsesivo-compulsivo. Los pensadores mágicos creen que pueden evitar el daño a sí mismos o a los demás haciendo algún tipo de ritual. A veces estos rituales suponen una amenaza para la persona, pero ellos no lo ven así. También se pueden encontrar algunos casos de bipolaridad con tendencias de pensamiento mágico.

Paranoia

En sus formas extremas, la paranoia se adentra en el terreno del delirio. Muchas personas bipolares experimentan formas menos graves de paranoia debido a la personalización de los acontecimientos, la catastrofización o los saltos de lógica. Si has tenido pensamientos que te hacen sentir que todo el mundo en el cóctel al que fuiste te estaba observando y juzgando, entonces probablemente has experimentado esto. La verdad es que, la mayoría de las veces, la gente está demasiado consumida en sus propios asuntos como para juzgarnos de la forma en que tendemos a pensar.

Minimización

Considero que ésta es la opuesta a la catastrofización porque se trata de desvalorizarnos a nosotros mismos o a las cosas que nos suceden. Puede aplicarse a uno mismo o al relacionarse con los demás. Por ejemplo, si una persona no cumple con tus altas expectativas en un aspecto, como decir una mentira en una sola ocasión, ahora descartarás a esa persona para siempre, negándote a ver cualquier característica buena que pueda existir. Otra forma en que se expresa esto es a través de la negativa a ver las cualidades buenas o malas en ti mismo y en los demás.

Personalización

Como su nombre indica, se trata de tomarse todo como algo personal y atribuirse la culpa sin ninguna razón lógica. Puede ser tan simple como culparse a sí mismo cuando esa cita no se presentó a cenar o tan grave como creer que eres la causa de todo lo malo que sucede a tu alrededor. Incluso puedes llamarte a ti mismo un amuleto de la mala suerte.

Falacia de control

La falacia del control se manifiesta como una de dos creencias. O bien crees que no tienes ningún control sobre tu vida y que no eres más que una víctima indefensa con un destino predeterminado, o bien que tienes el control absoluto de ti mismo y de lo que te rodea y, por tanto, eres responsable de los sentimientos de quienes te rodean. Ambas creencias son igualmente inexactas.

Pensamiento de todo o nada

En este tipo de percepción, sólo ves las cosas a través de la lente binaria de blanco y negro. La vida no tiene matices de gris, y o eres un fracaso absoluto o un éxito total. No hay absolutamente ningún punto intermedio para ti, lo que a menudo puede llevarte a la desesperación y a grandes percepciones erróneas sobre tu vida y el logro de tus objetivos.

Estos son sólo algunos de los diversos patrones de pensamiento irracional que pueden estar arrastrando e inhibiendo tu plena recuperación a pesar de todos tus esfuerzos por mejorar. Aunque estas distorsiones son comunes y potencialmente muy dañinas, no tienes que seguir viviendo con ellas. Hay varias técnicas que puedes utilizar para identificarlas, desafiarlas y borrarlas, o al menos minimizarlas. El primer paso es, por supuesto, aumentar la conciencia de tus pensamientos.

LOS PRÓXIMOS PASOS HACIA UNA PERSPECTIVA POSITIVA

Para superar las distorsiones cognitivas, lo primero que necesitas es una forma saludable de identificar y comprender tu pensamiento irracional. Una herramienta útil que puedes utilizar es un registro de pensamientos automáticos.

Crea una hoja de trabajo de seis columnas para ti mismo, ya sea en tu diario privado o en un documento de Google. Las seis columnas deben ser fecha/hora, situación, pensamientos automáticos (ATs), emociones, tu respuesta, una respuesta más adaptativa. Si necesitas algo más flexible, también puedes utilizar el cuaderno de tu smartphone para poder anotar a lo largo del día.

En primer lugar, tienes que registrar la fecha y la hora del pensamiento que estás grabando. Puedes hacer un registro cada hora o algo más frecuente.

En la segunda columna, anota la situación que acabas de vivir. Pregúntate:

1. ¿qué ha llevado a este acontecimiento?
2. ¿qué ha provocado los sentimientos desagradables que estoy experimentando?
3. ¿quién estuvo involucrado?

En la columna número tres, escribirás los pensamientos automáticos negativos que surgieron, incluyendo cualquier imagen que acompañara al pensamiento. Considerarás los pensamientos e imágenes que pasaron por tu mente, los escribirás y determinarás hasta qué punto creías en estos pensamientos. Algunos ejemplos pueden ser: soy un idiota, nadie me quiere, no puedo hacer frente a esto, nunca mejoraré, nunca encontraré otra relación, el mundo siempre está trabajando en mi contra, nunca encontraré un trabajo, apesto en todo lo que hago, etc.

El propósito de este ejercicio es encontrar el pensamiento "caliente" o el que tiene la carga eléctrica más significativa que desordena todo tu sistema. Ese pensamiento es el que hay que trabajar primero.

Después de identificar el pensamiento, fíjate en las emociones y sensaciones que acompañan a dichos pensamientos. Esto debe ir en la cuarta columna. Qué emociones experimentaste en ese momento, y cómo de intensas fueron en una escala de 1 (apenas lo sentiste) a 10 (completamente abrumador). Los ejemplos pueden incluir ansiedad, culpa, vergüenza, depresión, miedo, impotencia, ira, alegría, etc. Puede que te preguntes por qué he incluido "feliz" en esta lista de ejemplos, pero es porque quiero mostrarte que el registro del pensamiento consiste en entrar en contacto con todas tus emociones y observarlas en ese momento determinado. Por lo tanto, tienes que controlar tanto los patrones de pensamiento negativos como los positivos.

En la quinta columna, te invito a dar una respuesta adaptativa a esos pensamientos. Esto requiere valentía y un cierto esfuerzo por tu parte para identificar las distorsiones que están surgiendo y desafiarlas.

Responde aquí a las siguientes preguntas

1. ¿qué distorsiones cognitivas estabas empleando?
2. ¿cuál es la evidencia de que el o los pensamientos "calientes" son verdaderos, y qué evidencia hay de que no son verdaderos?
3. has pensado en lo peor que podría pasar, pero ¿qué es lo mejor que podría pasar? ¿Cuál es el escenario más realista?
4. ¿cuál es la probabilidad de los escenarios más realistas y más optimistas?

Dado que tu pensamiento actual está sesgado hacia ese pensamiento negativo, este paso debería ser fácil. Quiero que hagas todo lo posible por ceñirte a las pruebas verificables, como datos, porcentajes, hechos y pruebas reales. Evita las opiniones e interpretaciones. Un ejemplo sencillo para ayudar a ilustrar esto podría ser:

Supón que fuiste tú quien estuvo esperando en un restaurante durante más de 15 minutos a que tu cita apareciera, y que ella no cogió el teléfono cuando llamaste para saber dónde estaba. Al elaborar este proceso después de ese suceso, las pruebas creíbles que se considerarían aceptables son:

- Estuve sentado en el restaurante durante más de veinte minutos y ella no apareció.
- Llamé a su teléfono móvil una vez, y no hubo respuesta ni contestación.
- Me decepcionó que se quedara fría y ni siquiera llamara para explicar que quería cancelar la cita.

Sin embargo, las siguientes declaraciones no son una prueba de evidencia:

- Ella me odia y quería humillarme en público.
- No tenía intención de salir conmigo desde el principio.
- Ha arruinado mis posibilidades de encontrar el amor.
- Nunca encontraré una mujer que me quiera de verdad.

En la última columna, quiero que consideres el resultado de este evento. Piensa en cuánto crees en el pensamiento automático, ahora que has dado una respuesta adaptativa, y califica tu creencia sobre diez. Si sientes que el agarre de ese pensamiento inicial disminuye, entonces el proceso está funcionando. Escribe qué emociones estás sintiendo ahora y con qué intensidad las estás experimentando.

LA RELACIÓN ENTRE LA PROCRASTINACIÓN Y LA SALUD MENTAL Y CÓMO SUPERARLA

La mayoría de la gente se apresura a juzgar la procrastinación como una señal de que uno es simplemente perezoso, pero ¿es eso realmente correcto? Personalmente, no estoy de acuerdo. De hecho, me encuentro trabajando duro y durante mucho tiempo para cumplir un plazo después de haber procrastinado durante semanas. Incluso en mis años de universidad, dejaba las cosas en suspenso hasta la hora undécima, cuando había que entregar un trabajo. Entonces me pasaba la noche en vela y lo terminaba. ¿Disfrutaba de esa presión y ansiedad? La verdad es que no. Pero al final conseguía hacer el trabajo. Seguramente, la procrastinación no tiene que ver con la pereza, porque dudo que una persona perezosa pueda tener la resistencia necesaria para dedicar tantas horas y trabajo duro. Entonces, ¿cuál es la verdadera razón por la que muchos de nosotros procrastinamos y existe una correlación entre este hábito y la salud mental? Por último, ¿podemos superar la procrastinación?

TÉCNICAS ADICIONALES QUE PUEDES PRACTICAR

Para evitar que te secuestren los pensamientos irracionales, te animo a que practiques al menos uno de estos métodos.

#1. Personalización

Esta distorsión cognitiva consiste en verse a sí mismo como la causa de toda la negatividad que le rodea, incluidas las desgracias de los demás o los contratiempos cotidianos. Puede adoptar muchas formas. Por ejemplo, has reservado una cena para ti y tus amigos, pero tu nombre no está en la lista cuando te presentas. O, en mi caso, estoy sentado con un amigo en una cafetería, y la camarera acierta su pedido, pero no el mío. Otra situación podría ser ir de vacaciones a la playa con tu familia y que llueva todo el tiempo. Sin embargo, el último día, cuando te diriges al aeropuerto, el cielo está soleado y azul. Si reconoces que sueles tomarte las cosas como algo personal cuando ocurre algo, o alguien dice o no dice lo que quieres, aquí tienes cómo desafiar esos pensamientos irracionales cuando surgen.

Cómo manejarlo:

Fíjate en cómo te apresuras a asumir la responsabilidad de algo que está fuera de tu control. Pregúntate: "¿podría controlar o contribuir de hecho a este problema y cómo?". A continuación, considera todos los demás factores que pueden haber contribuido al problema. Por ejemplo, en el caso de la reserva de la cena con los amigos, quizás podrías haber comprobado dos veces que tenían la fecha y la hora correctas y que no habían malinterpretado tu información. ¿Podría haber un fallo en el sistema de software, o la persona que tomó la reserva se olvidó de confirmarla? Cuando se trata de la lluvia durante las vacaciones, ¿realmente provocaste la lluvia sólo porque deseabas tanto el buen tiempo? ¿Qué hechos pueden demostrar que tú eres el causante de la lluvia y que es tu culpa? Sé curioso, no juzgues, y mantén un diálogo abierto contigo mismo sobre estos pensamientos.

#2. Pensamiento de todo o nada

La mentalidad de "hazlo o muérete" no te servirá en la mayoría de los casos y sólo provoca angustia a medida que avanzas en la vida porque, en realidad, la vida no es binaria. Las personas no son binarias, y te servirá de mucho cuestionar esos pensamientos cada vez que surjan.

Cómo manejarlo:

Fíjate en los momentos en que surgen y cuestiona si no hay otra posibilidad que ese pensamiento extremo que intenta secuestrar tu mente. Por ejemplo, si piensas que no te han contratado en esa entrevista porque eres el peor, tal vez puedas introducir el pensamiento: "¿Es esa realmente la única razón por la que no me han contratado? ¿No podría haber otra posibilidad? ¿Y si hay otra razón?".

Me gusta jugar a "¿Y si hay otra razón? ¿Qué podría ser?" cuando surge este tipo de pensamiento irracional. Me parece que rompe el patrón catastrofista y me permite procesar la situación desde una nueva perspectiva.

#3. Decatastrofización

Esta herramienta es ideal para dejar de lado el hábito de catastrofizar las situaciones o de ver lo peor de las personas.

Cómo aplicarlo:

Cuando aparezca ese peor escenario, respira profundamente, busca tu diario o un papel y escribe tu preocupación. Identifica el núcleo del problema. ¿Qué te preocupa? Haz lo posible por identificar el problema real que te hace pensar así. Ahora, imagina por un momento lo horrible que sería si lo que estás pensando llegara a suceder. Ese peor escenario que tanto temes. ¿Te sientes mejor pensando en esto? ¿Cuándo has vivido ese mismo suceso o algo similar en el pasado? ¿Con qué frecuencia ha sucedido? Si no te sientes bien representando este peor escenario, y puesto que no estás 100% seguro de que vaya a suceder realmente aunque lo haya hecho en el pasado, ¿por qué no consideras un resultado diferente? ¿Qué pasaría si, en lugar de eso, ocurriera algo bueno y obtuvieras lo contrario de ese resultado desagradable? ¿Cómo sería eso? Invierte algo de tiempo en pintar ese escenario en tu mente con tanto color (si no más) como lo hiciste al pensar en el resultado negativo. Siéntate con ello hasta que tus emociones se pongan al día. Considera los detalles de este nuevo escenario y escríbelos. ¿Cómo se siente uno al estar sentado con este resultado?

A continuación, piensa en tus posibilidades de sobrevivir de una vez. ¿Qué probabilidades tienes de estar bien si tu miedo se hace realidad? ¿Qué probabilidad hay de que estés bien dentro de un mes o un año?

Por último, vuelve al momento presente y piensa en cómo te sientes ahora. ¿Sigues igual de preocupado o el ejercicio te ha ayudado a pensar de forma más realista? Escribe cómo te sientes al respecto.

#4. Ejercicio de hechos u opiniones

Esta me parece increíblemente terapéutica y la uso todo el día, todos los días. Una de las primeras lecciones que se aprenden en la TCC es que los hechos no son opiniones. Esto puede parecer obvio para las personas sin problemas de salud mental, pero tú y yo sabemos lo difícil que puede ser recordarlo y aplicarlo en las interacciones cotidianas. Te animo a que empieces a ejercitarte con los hechos y las opiniones a lo largo de tu día. Para ayudarte a practicarlo inmediatamente, aquí tienes algunas de mis afirmaciones con las que empecé a jugar hace años. Primero, hice una larga lista de los pensamientos comunes que dominaban mi día en ese momento, luego me sentaba durante cinco minutos tres veces al día y repasaba cada uno de ellos, etiquetándolos como hechos u opiniones para ayudarme a recordar qué es real y qué no.

Puedes tomar prestada mi lista o hacer una propia.

- Soy un fracaso.
- No le gusto a nadie.
- Soy más feo que [nombrar a alguien].
- Soy pésimo en todo.

- Nunca volveré a encontrar el amor.
- Nunca mejoraré.
- No le importó hacerme daño.
- Nadie me entiende en este mundo.
- Soy una persona terrible.
- Siempre me pasan cosas malas.
- Esto será un desastre absoluto.
- Nadie podría amar a alguien como yo.
- Lo he arruinado todo.
- Soy demasiado gorda.
- Soy egoísta e indiferente.
- No puedo hacer nada bien.
- Soy demasiado viejo.
- Ya es demasiado tarde para mí.
- He arruinado la velada.
- He reprobado el examen.
- Un amigo necesitado me dijo "no".
- Cometí un error y causé que nos perdiéramos la película.

Una vez que tengas la lista de los pensamientos más comunes, repasa cada uno de ellos, identificando cuál es un hecho y cuál una opinión. Esto es lo que parecía la mía.

- Soy un fracaso. *Falso*
- No le gusto a nadie. *Falso*
- Soy más feo que [nombrar a alguien]. *Falso*
- Soy pésimo en todo. *Falso*
- Nunca volveré a encontrar el amor. *Falso*

- Nunca mejoraré. *Falso*
- No le importó hacerme daño. *Falso*
- Nadie me entiende en este mundo. *Falso*
- Soy una persona terrible. *Falso*
- Siempre me pasan cosas malas. *Falso*
- Soy tan desafortunado. *Falso*
- Esto será un desastre absoluto. *Falso*
- Nadie podría amar a alguien como yo. *Falso*
- Lo he arruinado todo. *Falso*
- Soy demasiado gorda. *Falso*
- Soy egoísta e indiferente. *Falso*
- No puedo hacer nada bien. *Falso*
- Soy demasiado viejo. *Falso*
- Ya es demasiado tarde para mí. *Falso*
- He arruinado la velada. *Falso*
- He reprobado mi examen. *Verdadero*
- Un amigo necesitado me dijo "no". *Verdadero*
- Cometí un error y causé que nos perdiéramos la película. *Verdadero*

#5. El método socrático

El método socrático, a veces denominado interrogatorio socrático, consiste en un diálogo disciplinado y reflexivo entre tú y tu terapeuta o por ti mismo (si puedes ser lo suficientemente objetivo para llevarlo a cabo). Tiene sus raíces en el gran maestro y filósofo griego Sócrates y el método se aplica entre el profesor y el alumno, el entrenador y el entrenado, y el mentor y el alumno. En la TCC, el método socrático se utiliza como un término general para el uso de preguntas para aclarar el significado y provocar emociones y consecuencias. Es una gran herramienta para ayudar a crear gradualmente una visión y explorar una acción alternativa. En lugar de utilizar el enfoque didáctico, que hace hincapié en la enseñanza, este método se centra en la reflexión personal y el cuestionamiento.

Al aplicar este método, ya sea por cuenta propia o con un profesional, recuerda que la intención es cuestionarse a sí mismo de forma reflexiva, no entrar en una confrontación o en un juicio. Debe ser un descubrimiento guiado de forma abierta e interesada para adquirir conocimiento e iluminación. Hay ciertas cualidades que deben poseer todas las preguntas que hagas. Deben ser concisas, dirigidas y claras, abiertas pero con un propósito, centradas pero tentativas y, sobre todo, neutrales y libres de juicios (en la medida de lo posible).

Con este método, puedes reflexionar sobre esos patrones de pensamiento distorsionados para averiguar hasta qué punto son realistas

Cómo aplicar esto a tus pensamientos irracionales:

Identifica el pensamiento y las creencias que intentan dirigir tu mente, haz preguntas abiertas para que afloren más conocimientos y puedas descubrir suposiciones, incoherencias, contradicciones, etc. Desafía las suposiciones e incoherencias que surjan. Intenta identificar y reemplazar ese "pensamiento caliente" que está creando el problema o, al menos, replantearlo con más precisión para que deje de tener un fuerte control negativo sobre ti

Crea una lista de preguntas que puedas hacerte cuando los pensamientos irracionales amenacen con secuestrar tu mente y tus emociones. Aquí tienes una lista que te ayudará a empezar.

1. ¿Qué significado tiene ese "pensamiento caliente"? ¿Por qué he atribuido a ese pensamiento ese significado y los sentimientos que lo acompañan?
2. ¿Qué suposiciones estoy haciendo aquí?
3. ¿Existe un punto de vista diferente que pueda tener?
4. ¿Existen pruebas que validen que lo que estoy pensando y sintiendo es real?
5. ¿Existen puntos de vista alternativos que puedan considerarse?
6. ¿Cuáles son las implicaciones a largo plazo de sentir y pensar en este pensamiento caliente?
7. ¿Qué pensamiento sería mejor? ¿Hay alguna pregunta mejor que pueda hacerme para entender por qué estoy teniendo este pensamiento?

Si no sabes cómo formular las mejores preguntas para tu caso concreto, una buena regla general es utilizar las 5W y una H. ¿Qué ha pasado? ¿Quién está implicado? ¿Cuándo ocurrió? ¿Dónde ocurrió? ¿Por qué ocurrió? ¿Cómo sucedió?

6

AFRONTAR LAS CONSECUENCIAS DE LA PROCRASTINACIÓN

Tanto si justificas por qué procrastinas como si lo odias por completo, el hecho es que siempre hay consecuencias negativas por procrastinar cualquier cosa. Los sentimientos de ansiedad, estrés, fatiga y decepción son experiencias típicas de los procrastinadores. También está esa temida sensación de fracaso inminente y el miedo a que algo salga mal y no sea posible arreglar el problema porque, de todos modos, no habría tiempo suficiente. Imagina que esperas hasta el último minuto para terminar un proyecto de trabajo y que el ordenador se estropea horas antes de presentarlo a tu jefe y lo pierdes todo. Eso es motivo de mucho estrés y ansiedad. Según una investigación de Ferrari, Barnes & Steel de 2009, casi el 25% de los adultos que viven en Estados Unidos y otros países están clasificados como procrastinadores crónicos.

La procrastinación es en realidad una condición, y tiene impactos negativos en nuestra salud mental y física. En un estudio publicado en

2007 en la revista Psychology Bulletin, el psicólogo Piers Steel definió la procrastinación como "un fallo de autorregulación que conduce a un mal rendimiento y a una reducción del bienestar". En otras palabras, es una forma de autosabotaje. Varios estudios muestran lo debilitante que puede llegar a ser la procrastinación.

Uno de ellos, realizado en 2010 y titulado "Al final iré a terapia", descubrió que la procrastinación y el estrés están interconectados. También relacionó la mala salud mental con la procrastinación. También hay cada vez más pruebas de que la procrastinación afecta a la salud física y es un factor que puede conducir a la hipertensión y las enfermedades cardiovasculares. (Estudio de 2015 de Fushia M. Sirois). Por supuesto, eso lleva naturalmente a un bajo rendimiento tanto en el trabajo como en la escuela. Si tu salud mental y física está en peligro, ¿cómo es posible que te conviertas en una persona de alto rendimiento? Los procrastinadores tienden a ganar menos, a pasar menos tiempo en cualquier trabajo y a ocupar puestos de menor valor intrínseco. Esta condición también se relaciona con frecuencia con una mala toma de decisiones financieras en los adultos y con bajas calificaciones en los estudiantes.

A pesar de todas estas consecuencias negativas, tenemos que darnos cuenta de que se trata de una condición, no sólo de una mala gestión del tiempo o de ser perezoso. Para muchos de nosotros, la procrastinación puede deberse a algunas razones psicológicas subyacentes. La mayoría de las veces, nuestras razones para procrastinar y evitar las cosas tienen su origen en el miedo y la ansiedad por el fracaso o el bajo rendimiento. A veces es porque tenemos miedo de parecer estúpidos o de que los demás nos juzguen con dureza. La baja autoestima y la creencia de que "no soy lo suficientemente bueno para hacer esto" pueden amplificar esta condición de procrastinación. Sea cual sea el motivo, es bueno abordarlo porque ser procrastinador te convierte en tu peor enemigo y sólo agudiza cualquier problema mental subyacente. En los casos en que la procrastinación es un síntoma de problemas de salud mental subyacentes, necesitarás ayuda profesional. Ahí es donde la TCC es útil porque, en su mayor parte, puede ayudarte a entender y reconocer tus patrones de pensamiento y comportamiento poco útiles, que contribuyen a problemas como la depresión. Y, por supuesto, la mayoría de las personas que sufren depresión tienden a ser procrastinadores profesionales. A través de la TCC y reconociendo que necesitas trabajar en el problema subyacente, puedes empezar a crear estructuras que te ayuden a enfrentarte a la procrastinación y finalmente vencerla.

EL ÚNICO MÉTODO QUE NECESITAS PARA SUPERAR LA PROCRASTINACIÓN

La única manera de superar la procrastinación es comprender que el cerebro es complejo y puede ser tu mejor amigo o tu peor enemigo. Existen liberaciones químicas específicas dentro del cerebro que facilitan o dificultan la superación de la procrastinación, dependiendo de si estas sustancias químicas se liberan de forma natural en gran cantidad o no. Una de estas hormonas químicas cruciales es la dopamina.

¿Qué es la dopamina?

La dopamina es un tipo de neurotransmisor que produce naturalmente el cerebro. El sistema nervioso la utiliza para enviar mensajes entre las células nerviosas, por lo que a veces se la denomina mensajero químico. Quizá lo más importante que debes saber sobre la dopamina es que es tu neurotransmisor del "bienestar" y que desempeña un papel muy importante en tu forma de sentir, pensar y planificar las cosas. Interviene en el funcionamiento neurológico y psicológico, que incluye el estado de ánimo y la capacidad de tomar decisiones.

Demasiada o muy poca dopamina significa que tu capacidad de concentración, de encontrar la vida emocionante e incluso la lente a través de la cual interpretas la vida se desequilibrarán.

Además de hacernos sentir bien, la dopamina también interviene en el flujo sanguíneo, la digestión, el funcionamiento del corazón y los riñones, el sueño, el placer y la búsqueda de recompensas, la respuesta al estrés, el funcionamiento ejecutivo, la memoria y la concentración.

¿Cómo funciona la dopamina en el cerebro?

Desde la infancia, la dopamina desempeña un papel muy importante en el desarrollo y, de hecho, las investigaciones relacionan varias discapacidades mentales con niveles bajos de dopamina. Se dice que condiciones genéticas como el hipotiroidismo congénito están relacionadas con la insuficiencia de dopamina. Incluso el Alzheimer, los trastornos depresivos, los atracones, la adicción, la ludopatía y muchas otras cosas se han asociado recientemente a la deficiencia de dopamina.

Los científicos que estudian los trastornos neurobiológicos y psiquiátricos se han interesado por descubrir cómo funciona la dopamina y cómo los niveles desequilibrados (ya sea por exceso o por defecto) pueden afectar al comportamiento y provocar discapacidades. Para nuestra búsqueda particular de la curación de los problemas de salud mental, vamos a centrarnos en cómo puede aumentar la dopamina como método para superar la procrastinación. Estos son los consejos para ponerlos en práctica inmediatamente.

- Duerme mucho y descansado. Dormir bien es obligatorio para tu bienestar mental, y también alimenta la producción de dopamina. Si tienes noches de sueño agitado, insomnio o un sueño de mala calidad, es esencial que busques ayuda porque cuanto mejor duermas, más dopamina producirás de forma natural.
- Nutrición. Consume alimentos ricos en tirosina, como la carne, el pescado, el queso, los frutos secos, las alubias, las lentejas, la soja y los lácteos, entre otros. En esa misma línea de cuidar tu alimentación, te animo a que evites los alimentos procesados, las grasas altas, el azúcar y la cafeína.
- Movimiento corporal. Hacer ejercicio a diario de la forma que más te guste es un excelente truco para aumentar la dopamina en tu cerebro.
- Considerar el uso de nootrópicos naturales, como la L-tirosina y la L-teanina.

Con la cantidad adecuada de dopamina, te sentirás más alerta, motivado, feliz, concentrado y casi eufórico, todos ellos sentimientos necesarios para superar la procrastinación y hacer las cosas. Lo más importante es que el aumento de la dopamina puede ayudarte a vencer la procrastinación porque cumple muchas funciones neurológicas y cognitivas vitales. Los efectos sobre el estado de ánimo y el placer, así como el ciclo de motivación-recompensa-refuerzo que se crea cuando la dopamina se libera en el cerebro, es todo lo que necesitas para dejar de procrastinar y empezar a comprometerte más con tus proyectos, ya sea en la escuela o en el trabajo.

ESTRATEGIAS DE GESTIÓN DEL TIEMPO QUE TE AYUDARÁN EN EL CAMINO

Además de aumentar los niveles de dopamina en el cerebro (de forma natural y saludable), también hay que mejorar la gestión del tiempo. Este es un tema enorme. Se han escrito innumerables libros sobre la productividad y la gestión del tiempo, pero sigue siendo un gran obstáculo para la mayoría de la gente. Por lo tanto, permíteme compartir algunos trucos sencillos de gestión del tiempo que me han funcionado en los últimos años.

#1. Bloquea el tiempo para los proyectos críticos que requieren tiempo. En otras palabras, programa tiempo para enfrentarte con valentía a eso que te da tanta aprensión. Al crear un trozo de tiempo en el que te sientas con tu proyecto, tarea o problema, puedes organizarte inteligentemente y averiguar cómo aplicar el segundo consejo.

#2. Corta tus tareas en trozos. Esto significa esencialmente que tienes que dividir las tareas en trozos pequeños para que puedas tener minimetas en tu camino para completar todo el asunto. Al dividir las cosas en algo pequeño y manejable, el agobio se disipa inmediatamente. Durante las profundidades de la desesperación cuando atravesaba mi depresión, dividía las cosas en pequeñas tareas de 5 minutos. Entonces, todo lo que tenía que hacer era centrarse en esa pequeña tarea de cinco minutos. Eso me parecía manejable y luego, a medida que mejoraba, añadía más tiempo.

#3. Quita las tareas más desagradables del camino lo antes posible. Sé que puede parecer que es mejor empezar con algo fácil, pero créeme, el mejor momento para vencer la procrastinación es al principio del día. Lo que más temes o lo que más te agobia y, por tanto, te hace procrastinar es lo que debes hacer a primera hora de la mañana.

#4. No te obsesiones con la gestión del tiempo. En su lugar, céntrate en gestionar tus actividades y tu energía. Para la mayoría de nosotros, éste será el secreto mejor guardado para gestionar el tiempo y conseguir hacer las cosas. Tienes que darte cuenta de que lo que nos falla es nuestra energía, concentración y niveles de motivación, no que el tiempo no sea suficiente (aunque podamos pensar eso). Así que, en lugar de preocuparte por conseguir más tiempo (lo cual es imposible, ya que sólo hay 24 horas en el día), céntrate en aumentar tu dopamina y tu energía. De esta manera, te mantendrás ocupado en la actividad durante el tiempo asignado y realmente producirás algo bueno al final.

#5. Utiliza la técnica Pomodoro (sesiones de 25 minutos) para darte descansos entre una tarea y otra, de modo que no se convierta en algo abrumador. Una vez que puedas trabajar constantemente en una tarea durante 5 minutos seguidos sin perder la concentración, puedes avanzar a esta técnica Pomodoro. La utilizan líderes de todo el mundo.

Tanto los estudiantes como los profesionales pueden desarrollar este hábito de dividir el tiempo en 25 minutos de trabajo y 3-5 minutos de descanso. Haz dos o tres Pomodoros a la vez, y luego tómate un descanso más largo para recompensarte por el excelente trabajo realizado. Durante el Pomodoro, sin embargo, no debe haber distracciones.

OTRAS ESTRATEGIAS QUE PUEDEN AYUDARTE A VENCER LA PROCRASTINACIÓN

#1. Aplicar la técnica de decatastrofización

Ya aprendimos esto en un capítulo anterior, así que ahora deberías reconocer que catastrofizar algo es un pensamiento irracional y suele acompañar a la procrastinación. Por ejemplo, ¿ha habido alguna vez en la que le has dado mucha importancia a algo (un examen próximo, un trabajo de investigación, un proyecto, etc.) y has pensado: *"Oh, ¿esto va a ser dolorosamente duro"?* En esa creencia de hacerlo parecer insoportable, tu cerebro rechazó automáticamente la idea de pasar a la acción. Aunque tuvieras razón sobre el hecho de que sería desafiante, arduo, incómodo o aburrido, eso debería desencadenar la procrastinación, a menos que se convierta en un pensamiento irracional.

Por lo tanto, sigue la técnica que aprendiste de descatastrofización y mantén las cosas en la perspectiva adecuada. Por ejemplo, podrías contrarrestar ese mismo pensamiento irracional con *"claro, esta no es mi tarea favorita, pero puedo superarla, y cuanto antes lo haga, mejor me sentiré"*.

#2. Consigue un compañero para rendir cuentas.

He descubierto que esto es beneficioso porque al pedirle a alguien que me rinda cuentas y me anime, me mantengo concentrado el tiempo suficiente para terminar. Si estás en el trabajo, puedes pedirle a un compañero cercano o a tu jefe (si os lleváis bien) que se convierta en un compañero de responsabilidad. Si estás en la escuela, puede ser un compañero de clase, un amigo o tu profesor favorito. Si ninguna de estas opciones es viable, considera la posibilidad de unirte a un grupo de apoyo, contratar a un entrenador o incluso a un terapeuta. No querer volver atrás o faltar a tu palabra con alguien que te importa es un excelente incentivo para aplastar la procrastinación.

#3. Optimiza tu entorno

El entorno en el que trabajas importa mucho. Un espacio de trabajo poco iluminado y aburrido para alguien con problemas de salud mental es perfecto para: ¡deprimirse más y no producir nada! Un entorno con muchas distracciones para alguien con trastornos de déficit de atención o una persona a la que le encanta estar en las redes sociales es la forma perfecta de promover la procrastinación. En estos dos escenarios, terminamos con el enorme problema de la baja producción y el bajo rendimiento. Por lo tanto, te animo a que seas muy cuidadoso con tu espacio de trabajo. Tanto si trabajas desde casa como si lo haces en una gran oficina, asegúrate de que la zona en la que realizas tu mejor trabajo está prohibida en cuanto a distracciones como teléfonos móviles, revistas, etc. Instala una iluminación adecuada y crea un ambiente cálido, luminoso y acogedor. Incluso si eres estudiante, siempre puedes asegurarte de que tu escritorio y tu espacio de trabajo estén ordenados, libres de desorden y cerca de una ventana o en una posición que te haga sentir bien.

#4. Desarrolla un sistema de recompensa por tus esfuerzos.

En otras palabras, date siempre un capricho cuando consigas algo que desencadene sentimientos de procrastinación. Cada vez que consigas vencerla, prémiate por ese buen comportamiento para que liberes más dopamina y refuerces esa conducta orientada a la acción. La recompensa puede variar en función de la magnitud de la tarea y de la cantidad de procrastinación que haya tenido que aplastar. Intenta elaborar una lista de cosas (grandes y pequeñas recompensas) que sean saludables y te hagan sentir bien. Por ejemplo, si te gustan las flores, cómprate unas cuando consigas algo. Invita a una buena cena o regálate un helado.

LA PROCRASTINACIÓN DESAPARECE: COSECHAR LOS BENEFICIOS

Son muchos los beneficios de superar la procrastinación, y cuanto más lo hagas, más los disfrutarás. Recuerda que tu salud mental y física se ven afectadas por este hábito, así que cuanto más lo venzas, mejor te sentirás. También aumentará tu sensación de logro, tu confianza y tu autoestima. Cuando procrastinamos, acabamos decepcionándonos a nosotros mismos porque, en el fondo, sabemos que no es posible rendir al máximo y lo mejor posible si siempre tenemos una prisa loca por cumplir un plazo. Estás aquí porque quieres transformar tu vida y crear un futuro mejor para ti. La mejor manera de asegurar ese futuro mejor y más brillante es eliminar hábitos poco saludables como la procrastinación. Sigue recordándote a ti mismo "por qué" estás eligiendo hacer este cambio y mantén tus ojos en la nueva vida que deseas experimentar. Cuanto más te concentres en dar rienda suelta a esa nueva, más sana y mejor versión de ti mismo, más fácil te resultará dejar atrás la procrastinación.

7

ROMPER Y CREAR HÁBITOS QUE FAVOREZCAN UN ESTILO DE VIDA SALUDABLE

L os hábitos y comportamientos automáticos dirigen casi la mitad de tu vida diaria. ¿Lo sabías? Considera lo siguiente. Probablemente tienes una rutina matutina que haces casi sin pensar. Te levantas, te cepillas los dientes, te duchas, te vistes, etc., sin pensar conscientemente en el proceso. Y si miras tu rutina esta mañana, ayer, la semana pasada e incluso el año pasado, te darás cuenta de que es prácticamente la misma. ¿No es así? Somos criaturas de hábitos porque es la manera más eficiente que tiene nuestro cerebro de pasar el día. Y aunque los hábitos y las rutinas pueden ser útiles, también pueden hacer que parezca imposible superar un problema de salud mental. La persistencia de la enfermedad demuestra que ciertos hábitos y comportamientos se han convertido en tu configuración operativa por defecto, fomentando el trastorno. Por lo tanto, el camino hacia la recuperación (tanto si tienes un terapeuta y un programa continuado como si te autocuras) es comprometerse a cambiar algunos de los hábitos que contribuyen a tu situación actual. Pero no se trata de abandonar los malos hábitos sin sustituirlos por otros nuevos, por lo que éste será un proceso de dos pasos que se producen simultáneamente. Es fácil reconocer las cosas que perjudican tu salud física. Por ejemplo, darse un atracón de McDonalds y KFC hará que suba el colesterol, aumente tu cintura y probablemente incluso te provoque una enfermedad cardíaca. Pero hay hábitos que puedes tener que te hacen recaer fácilmente en la depresión, la ansiedad, etc.

MALOS HÁBITOS QUE DEBERÍAS CAMBIAR

Culpa

Se trata de un hábito, sí, y muy peligroso. Aunque no lo vean los demás, tu comportamiento aprendido (quizá desde la infancia) alimenta tus problemas de salud mental. Si no se controla, puedes encontrarte en un estado de culpabilidad perpetua que te impide llevar un estilo de vida saludable y feliz.

Si quieres saber si esto es un problema, haz un ejercicio de registro de pensamientos durante veintiún días. Fíjate en lo mucho que magnificas los problemas y en la frecuencia con la que te atribuyes la responsabilidad de crear problemas que poco o nada tienen que ver contigo. ¿Sueles culparte a ti mismo por las cosas, te percibes como una mala persona y luchas con el autoperdón? Entonces es probable que tengas la culpa como hábito, y eso hay que cambiarlo.

Falta de ejercicio adecuado

No se trata de hacerse socio de un gimnasio. Se trata de desarrollar el hábito de realizar diariamente algún tipo de ejercicio para poner en movimiento el cerebro y el cuerpo. El reto es que cuando nos sentimos peor (deprimidos, ansiosos, suicidas), es cuando más necesitamos los beneficios del ejercicio. Sin embargo, es muy difícil hacerlo.

Se ha demostrado que el ejercicio regular alivia la depresión al liberar endorfinas y otras hormonas del "bienestar". No sólo mejora el estado de ánimo y el sistema inmunitario, sino también la sensación de confianza. No hay ninguna forma concreta de ejercicio que sea obligatoria, pero tendrás que hacer un esfuerzo y empezar a hacer algo. Considera la posibilidad de probar diferentes cosas en casa, en el gimnasio o en el estudio de danza hasta que encuentres algo que te guste hacer al menos seis veces por semana. Puedes experimentar con el yoga, el pilates, el entrenamiento de fuerza, el entrenamiento por intervalos de alta intensidad, el baile, etc.

Lo peor que puedes hacer para superar un problema de salud mental es hacer ejercicio de forma irregular o no hacerlo en absoluto.

Sueño de mala calidad

Muchas personas con problemas de salud mental pasan mucho tiempo en la cama supuestamente durmiendo, pero suele ser un sueño muy malo. En el otro extremo, están los que apenas duermen debido al insomnio. En ambos casos, la falta de sueño es un gran problema durante la recuperación y el tratamiento. Debe abordarse lo antes posible en el tratamiento porque es difícil curarse sin una noche de buen sueño reparador. La Fundación para la Salud del Sueño informa de que entre el 60 y el 90 por ciento de los pacientes con depresión también padecen insomnio. Según la Carta de Salud Mental de Harvard, publicada por la Escuela de Medicina de Harvard, un sueño deficiente puede provocar problemas de salud mental, y el tratamiento de los trastornos del sueño puede aliviar los síntomas de salud mental. Así que, si no te estabas tomando esto en serio, ya es hora de que empieces.

UN RETO A UNO MISMO: 3 ESTRATEGIAS PARA ROMPER LOS MALOS HÁBITOS

Ahora que tienes una idea de algunos de los hábitos que necesitas cambiar en tu vida, hablemos de cómo romperlos. Quiero que te desafíes a ti mismo con estas tres estrategias:

En primer lugar, averigua cuáles son tus desencadenantes.

Por ejemplo, si tu hábito es procrastinar o comer por estrés, presta atención a las circunstancias que te rodean cuando haces esas cosas. Una vez que identifiques tus desencadenantes, fíjate en los comportamientos impulsivos que siguen cuando actúas. Por ejemplo, si se trata de procrastinar, ¿buscas el teléfono y te ahogas en las redes sociales en lugar de empezar el proyecto? Cuando alguien te estresa, ¿vas inmediatamente a por comida basura o algo dulce mientras sollozas y te preocupas?

Lo segundo que debes hacer es aumentar tu conciencia y ser consciente de tus sentimientos mientras lo haces.

Es vital emplear la atención plena en este punto para no atacarte a ti mismo una vez que te sorprendas de nuevo en el acto de un mal hábito. Cuando empieces a hacer "la cosa", presta atención a cómo te sientes al participar en ella. Si te estresas comiendo y vas por la segunda caja de galletas, aunque no tengas hambre, haz una pausa por un momento y ponte en sintonía con cómo te sientes realmente. ¿Cuál es tu estado de ánimo en este momento? ¿Te sientes realmente bien? ¿Cómo de bien se sentirán tu mente y tu cuerpo después de una hora más de pasar por esas cajas de galletas? ¿Es este realmente el tipo de estilo de vida y comportamiento que te hace más feliz? Coge tu diario y escribe lo que sientes en el fondo de tu corazón mientras te haces estas preguntas y reflexionas.

A medida que aumente tu conciencia, tu cerebro actualizará con precisión el valor de recompensa del hábito que quieres romper, y empezará a ver que "X" comportamiento conduce a "Y" consecuencias, que no es lo que realmente me hace feliz.

La tercera cosa que debes hacer es dejar de lado tu mentalidad de fracaso.

Es difícil estar alegre y entusiasmado cuando se lucha contra la depresión, la ansiedad, etc., pero tu curación sólo puede funcionar cuando dejas de lado esa mentalidad pesimista. Esos pensamientos negativos son, en realidad, un hábito que se puede liberar, pero han existido durante tanto tiempo que probablemente asumes que esa es la única forma de pensar. Los feos pensamientos irracionales te dirán que esto no funcionará o que no hay esperanza para ti, pero puedes y debes elegir pensar de forma diferente. Esta vez funcionará, y no necesitas seguir siendo torturado por tus propios pensamientos de fracaso. A medida que aprendas a ignorar estos pensamientos y a permitir que se alejen de cuando, encontrarás el valor y el optimismo necesarios para continuar en esta búsqueda de romper los hábitos que te han causado tanto dolor y sufrimiento psicológico.

APROVECHAR LOS BUENOS HÁBITOS

No basta con romper los malos hábitos. También hay que crear los adecuados para reemplazar los viejos y anticuados que ya no te sirven. ¿Pero cómo se empieza a hacer esto? Recomiendo empezar de forma sencilla. Da pequeños pasos hacia adelante e implementa un cambio de hábito a la vez. No hagas demasiadas cosas demasiado pronto. He aquí una técnica científicamente probada que le ayudará a crear nuevos hábitos.

EL HABIT STACKING Y LA TÉCNICA DE ANCLAJE

El Habit Stacking o apilamiento de hábitos es un método creado por el Dr. BJ Fogg como parte de su programa Tiny Habits. Se trata de construir nuevos hábitos apilándolos sobre uno ya existente. La fórmula es muy sencilla:

Después/Antes de [hábito actual] voy a [nuevo hábito].

Cuando se trata de ayudar a tu cerebro a formar nuevos hábitos, lo mejor es aprovechar los hábitos existentes que están funcionando bien. ¿Te has dado cuenta de lo eficiente que eres al recordar que tienes que ducharte y abrir las persianas cada mañana al empezar el día? ¿O cómo sabes automáticamente dónde tirar las llaves nada más entrar en casa? No es algo que tengas que planificar conscientemente. Tu cerebro ha construido una sólida red de neuronas para apoyar ese comportamiento de salir de la cama, correr las cortinas y meterse en la ducha o abrir la puerta y descargar inmediatamente las llaves y las monedas, colocándolas siempre en el mismo lugar. Cuanto más se hace algo, más fuerte y eficiente se vuelve la conexión. ¿Cómo se aplica esto a la creación de un nuevo hábito?

En lugar de emparejar el nuevo hábito con un momento y un lugar concretos, emparéjelo con una rutina actual.

Ejemplos de aplicación del apilamiento de hábitos:

> *Después de sentarme a cenar, diré una cosa que agradezco que haya ocurrido hoy.*

> *Antes de servirme la taza de té de la mañana, meditaré durante cinco minutos.*

En general, el apilamiento de hábitos te permite poner en práctica intencionadamente nuevas acciones que se arraigarán en tu cerebro más rápidamente porque las estás apilando en algo que ya estás haciendo. Es como crear un plan de juego para la siguiente acción. Una vez que te sientas cómodo con este enfoque, puedes desarrollar pilas de hábitos generales para guiarte en todas las situaciones. Por ejemplo, cuando entro en una fiesta, me presento a cualquiera que no conozca todavía, o cuando suena el teléfono, respiro profundamente y sonrío antes de contestar.

BUENOS HÁBITOS QUE TE GUSTARÍA TENER

#1. Trabaja en tu postura

La mayoría de nosotros no se da cuenta de lo mucho que una mala postura afecta a cómo nos sentimos. Está demostrado que una mala postura puede hacer que uno se sienta más deprimido, ansioso e inseguro. Por lo tanto, es hora de corregir tu postura. Empieza por ponerte de pie y sentarte recto. Observa la diferencia que supone, aunque sólo practiques frente al espejo durante unos minutos cada día, hasta que se convierta en tu nueva norma.

#2. Beber mucha agua

La hidratación puede afectar a la concentración y al estado de ánimo porque el cerebro necesita mucha agua para funcionar de forma óptima. Las investigaciones también demuestran que el agua aumenta el estado de ánimo y los niveles de energía. La mayoría de nosotros nos olvidamos de hidratarnos lo suficiente, por lo que un buen hábito a desarrollar es beber al menos 10-12 vasos de agua al día. Considere la posibilidad de utilizar la técnica de apilamiento y anclaje de hábitos por la mañana para beber 2-3 vasos de agua como parte de tu rutina matutina.

#3. Pasar un rato al sol de la mañana

El sol de la mañana es excelente para ayudar a tu cuerpo en la síntesis de la vitamina D. De hecho, algo que noté a través de un puro experimento fue que cinco minutos con mi cara al sol temprano en la mañana redujo significativamente mi estado de depresión. Los científicos parecen estar de acuerdo en que la falta de luz solar puede causar depresión, lo cual es irónico porque las personas deprimidas casi nunca quieren estar al aire libre. Pero no hace falta que salgas de casa, basta con que te pongas junto a una ventana abierta y saques la cabeza durante unos minutos o te sientes en tu terraza cada mañana. Te dará un impulso de energía y humor instantáneo, permitiéndote afrontar mejor el día.

#4. Leer algo inspirador

Uno de los mejores hábitos que puedes adquirir es empezar y terminar el día con algo inspirador, motivador y edificante. La lectura de los materiales adecuados también amplía tu pensamiento y aumenta tu poder mental. Considera la posibilidad de leer libros de autoayuda o incluso conseguir crucigramas, rompecabezas y otras actividades mentalmente estimulantes para mantener tu mente activa.

#5. 4:55 Ejercicio.

Esta es una pequeña técnica que puede mejorar enormemente tu productividad y vencer la procrastinación si la conviertes en un hábito. Al final de cada jornada laboral, utiliza los últimos cinco minutos del día para organizarte para el día siguiente. Dedica un momento a decidir no más de dos cosas que te gustaría hacer a primera hora de la mañana y reúne todo lo que necesitas ahora para poder ponerte en marcha al día siguiente. Todo lo que se necesita son los últimos cinco minutos (de ahí el ejercicio de las 4:55), pero este pequeño cambio en la forma de terminar el día puede ayudarte significativamente a eliminar esa sensación de agobio o procrastinación por la mañana.

#6. Diario.

El proceso de recuperación es largo, y no hay nada más terapéutico que adquirir el hábito de escribir en un diario tus pensamientos al final del día para poder expresar cómo te sientes mientras atraviesas este proceso de recuperación. También es una forma muy eficaz de controlar tu autoconversación, lo que me lleva a mi siguiente sugerencia.

#7. Sé consciente de ti mismo y practica la autoconversación positiva

A medida que practiques la atención plena y aumentes la conciencia de ti mismo, podrás empezar a ser consciente de tus sentimientos y respuestas emocionales. Controla el diálogo interior que mantienes actualmente y hazte el hábito de hablarte con más amabilidad. A medida que te hables a ti mismo de forma más positiva, te resultará más fácil cuidar tu tono cuando interactúes con los demás, lo que mejorará tus habilidades sociales.

#8. Limpia tu entorno

Se trata de una acción sencilla que puede crear una sensación de tranquilidad y aligerar tu estado de ánimo, haciendo que te sientas más preparado para afrontar el día. Un espacio de trabajo, una casa y un dormitorio limpios son excelentes para promover una sensación de bienestar y organización. No sé tú, pero cuando estoy pasando por una depresión, lo último que quiero hacer es tender mi cama o limpiar mi espacio de oficina, y sin embargo estos entornos desordenados ayudan muy poco a la recuperación. Las investigaciones demuestran que el entorno personal influye directamente en el bienestar. Un entorno doméstico y laboral limpio puede influir en tu estado de ánimo, afectar a tu comportamiento y motivarte para actuar. También ayuda a reducir esa sensación de constricción o estancamiento y estrés porque un área libre de desorden tiene una mejor circulación de aire, menos congestión y una sensación de expansión, lo que impactará en cómo te sientes internamente.

#9. Practicar la gratitud a diario

Invierte cinco minutos al día en escribir las cosas por las que estás agradecido. Yo empecé a hacerlo como hábito matutino, y me ha ayudado a frenar esos pensamientos negativos que solían secuestrarme por las mañanas. Busco un lugar soleado en mi casa, me siento con un bolígrafo y un papel y apunto cinco cosas por las que estoy agradecida. Algunos días son más fáciles que otros, pero incluso cuando siento que no tengo nada bueno, me obligo a sentirme agradecida por las cosas que a menudo damos por sentadas, como el hecho de tener agua corriente en mi casa o de haber tomado una ducha caliente. Pruébalo durante un mes y verás los beneficios terapéuticos que tiene.

MÉTODO INFALIBLE PARA QUE LOS NUEVOS HÁBITOS SE MANTENGAN

Crear un nuevo hábito no es fácil ni ocurre de la noche a la mañana. Tampoco puedes esperar ver resultados inmediatos una vez que empiezas a poner en práctica la acción y el comportamiento, así que

¿cómo te aseguras de seguir con ello el tiempo suficiente para cosechar las recompensas positivas?

Comienza con un cambio de mentalidad. En lo que tienes que centrarte es en hacer que esto forme parte de tu nuevo estilo de vida. No se trata de si algo te está dando los resultados finales que necesitas. Se trata de si te sientes integrado de forma natural en tu vida y si lo estás disfrutando como parte de tu viaje. Por ejemplo, si has decidido eliminar el mal hábito de no hacer ejercicio con una carrera matutina, tu objetivo no debería ser perder peso en una semana o incluso en dos. Implanta el nuevo hábito y entrénate para levantarte cada mañana y hacer tu carrera matutina simplemente porque quieres que se convierta en la nueva forma de vida. Mientras corres, también tomas el sol de la mañana, y estás al aire libre en la naturaleza, lo que te permite acumular varios buenos hábitos a la vez. El resultado final de perder peso y ponerse en forma debería ser un subproducto que llega a su debido tiempo. Tu recompensa debería centrarse más en cómo te sientes durante y después de invertir en este hábito saludable.

Otra forma segura de ayudarte a mantener tus nuevos hábitos es mantenerte responsable a través de un rastreador de hábitos. Un rastreador de hábitos es una forma sencilla de medir si has implementado tu hábito o no cada día. Las investigaciones han demostrado que las personas que hacen un seguimiento de sus progresos en objetivos como perder peso, dejar de fumar, etc., tienen más probabilidades de mejorar que las que no lo hacen. Así que, ¿por qué no te pones como objetivo hablarte a ti mismo de forma positiva, beber suficiente agua, hacer footing por la mañana o hacer la cama a primera hora?

Puedes conseguir una aplicación en tu teléfono inteligente o utilizar un calendario y simplemente tachar cada día que cumpliste con tu rutina. Lo que notarás con el tiempo es que tu hábito empezará a crear rachas que te obligarán a no romper. Eso refuerza esa sensación de victoria y curación que es extremadamente deseable. Esta es una de las mejores señales y pruebas de que estás progresando. Te motiva a seguir adelante y se siente muy satisfactorio cuando te ves logrando algo productivo cada día.

Hay muchas opciones de rastreadores de hábitos en iOS y Android, o simplemente consigue un diario con un calendario y hazlo manualmente. Independientemente del formato que utilices para hacer el seguimiento del nuevo hábito, mantenlo simple y fácil de hacer. Además, recuerda que debes empezar poco a poco, integrando un solo hábito a la vez hasta que se convierta en parte de tu vida diaria.

8

MINDFULNESS: QUÉ ES Y CÓMO PUEDE AYUDARTE

E s probable que hayas visto muchas conversaciones sobre mindfulness en Internet. Parece ser la tendencia que muchos promueven como herramienta para una vida saludable, desde los famosos hasta los atletas y las personas ocupadas de todos los días. La mayoría de las personas que hablan de las prácticas de mindfulness son la meditación. Aunque la meditación es una herramienta poderosa, no es la única forma de practicar mindfulness. Así que, si lo has probado y no has cosechado los beneficios, no te rindas todavía. Te animo a seguir leyendo para que descubras más formas de practicar la atención plena.

UNA MIRADA AL MINDFULNESS

Para entender el mindfulness, tenemos que definirlo. ¿Qué es la atención plena? Según la Asociación Americana de Psicología (APA.org,

2012), la atención plena es una conciencia de la experiencia de cada momento sin juzgarla. En este sentido, mindfulness es un estado y no un rasgo. El diccionario Merriam-Webster también ofrece una comprensión única de la atención plena, ya que la define como la práctica de mantener un estado sin juicios de conciencia elevada o completa de los propios pensamientos, emociones o experiencias en cada momento. Una de mis definiciones favoritas es la de Greater Good Science de la Universidad de California en Berkley. "Mindfulness significa mantener una conciencia momento a momento de nuestros pensamientos, sentimientos, sensaciones corporales y el entorno que nos rodea". Aunque existen diversas definiciones, el hecho es que la atención plena se refiere a la conciencia del momento presente. Cuando se trata de problemas de salud mental, la atención plena es extremadamente útil porque nos mantiene centrados en el aquí y el ahora en lugar de consumirnos en el pasado o el futuro. A menudo, nuestros mayores problemas surgen por pasar demasiado tiempo en el pasado o en el futuro.

¿DE DÓNDE VIENE EL MINDFULNESS?

Mindfulness no es sólo una palabra de moda. Es una práctica que existe desde hace mucho tiempo. Sin embargo, en Occidente, Jon Kabat-Zinn está vinculado a este concepto de mindfulness porque reimaginó las prácticas de contemplación budistas para el mundo secular hace décadas. Dado que el mindfulness se centra en el conocimiento de la mente, el entrenamiento de la mente y la liberación de la mente cuando se utiliza como parte del tratamiento de curación, puede ser una forma eficaz de sanar y crear el estilo de vida soñado.

Hay dos componentes que trabajan juntos para lograr el alivio. La conciencia y una actitud abierta y de aceptación. Ambos son esenciales cuando se empieza a practicar mindfulness. Las investigaciones demuestran que las personas que practican mindfulness reciben una mayor conciencia metacognitiva. Eso significa que uno puede desprenderse de sus propios sentimientos y procesos mentales. También disminuye los patrones de conducta de pensamiento negativo, lo que afecta positivamente al individuo y reduce las posibilidades de recaer en la depresión una vez finalizado el tratamiento. Otros estudios realizados también demostraron que el mindfulness puede mejorar los síntomas de ansiedad y depresión y reducir los niveles de estrés. En resumen, cualquier persona que luche con problemas de salud mental puede beneficiarse significativamente de esta práctica.

¿PUEDE REALMENTE AYUDARME?

Si luchas contra la ansiedad, la depresión y otros problemas de salud mental similares, entonces el mindfulness es definitivamente para ti. Cualquiera puede aprender y practicar mindfulness, tanto si padece trastornos mentales graves como si simplemente quiere mejorar su estado mental actual. Lo mejor de todo es que cualquier persona, a cualquier edad, puede incorporar el mindfulness a su rutina diaria. La elección de practicar mindfulness aumentará tu conciencia y te ayudará a separarte de los pensamientos irracionales y de las emociones abrumadoras. Te ayudará a centrar tu mente, a mejorar tu memoria y a aportar más claridad a tu vida.

Te hará aceptarte mejor a ti mismo y a las situaciones que están fuera de tu control. En lugar de resistirse o luchar contra los miedos, las dudas o incluso la ira cuando aparecen, puedes aprender simplemente a observar y dejarlos ir..

MINDFULNESS COMO TERAPIA

Es posible combinar mindfulness y terapia. De hecho, la mayoría de las investigaciones se centran en dos tipos específicos de entrenamiento de mindfulness. El primero fue promovido por Jon Kabat-Zinn, conocido como reducción del estrés basada en la atención plena (MBSR). El segundo es la terapia cognitiva basada en la atención plena (MBCT, por sus siglas en inglés), un tipo de psicoterapia que combina la terapia cognitiva, la meditación y el cultivo de una actitud orientada al presente y sin juicios, también conocida como atención plena. Se basa en los principios de la terapia cognitiva y utiliza técnicas como la meditación de atención plena para enseñar a las personas a prestar atención de forma consciente a sus pensamientos y sentimientos sin emitir juicios sobre ellos. Este tipo de entrenamiento de atención plena fue creado por un grupo de terapeutas (John Teasdale, Zindek Segal y Mark Williams) que sintieron la necesidad de desarrollar un método rentable para tratar y prevenir las recaídas en pacientes depresivos.

En el tratamiento de la depresión crónica, el objetivo de la MBCT es ayudar al paciente a aprender a evitar las recaídas no incurriendo en esos patrones de pensamiento automático que suelen empeorar la depresión. Un estudio reciente demostró que la MBCT reduce el riesgo de recaída en un 50%, independientemente de la edad, el sexo, la educación o la situación sentimental.

¿CÓMO FUNCIONA?

Un programa de MBCT suele ser una intervención en grupo que dura ocho semanas. En el programa, se asiste a un curso semanal que dura dos horas y a una clase de un día de duración después de la quinta semana. Durante este tiempo, se te enseñará lo que se conoce como la técnica del espacio de respiración de tres minutos, que se centra en tres pasos, cada uno de un minuto de duración. El primer paso consiste en observar tu experiencia y cómo te encuentras en este momento. El segundo paso se centra en la respiración, y el tercero consiste en prestar atención al cuerpo y a las sensaciones físicas.

Cuando se combina mindfulness y terapia, la mayor parte del trabajo es autodirigido. Así que, aunque elijas combinar la atención plena con la terapia cognitivo-conductual, la terapia dialéctico-conductual o la terapia de aceptación y compromiso, tienes que hacer el esfuerzo de ser más consciente de tus pensamientos, sentimientos y acciones.

APROVECHAR ESE INCREÍBLE PODER

Ahora que has conocido el poder, la toma de conciencia y el mantenimiento de la atención en el momento presente, es el momento de empezar a ponerlo en práctica para poder aprovechar ese increíble poder. Puedes entrenar tu mente para estar más "en el momento presente", liberándote de preocupaciones, traumas y ansiedad. Al activar este poder, estarás más preparado para afrontar y hacer las paces con cualquier desafío que te plantee la vida. Todo comienza con tu voluntad y decisión de pasar más tiempo estando presente. Mientras comes, caminas, te relacionas con los demás, trabajas, etc., puedes seguir dándote pequeños recordatorios para mantenerte centrado en el Ahora. También puedes leer libros que te ayuden a comprender la importancia de la conciencia del momento presente, como "El poder del ahora", de Eckart Tolle. También puedes aprender del propio gran maestro, Thich Nhat Hanh, que tiene varios libros y vídeos en YouTube sobre cómo hacer que la atención plena forme parte de todo lo que haces. Al entrenar y aquietar tu mente, descubrirás un aspecto de ti que hasta ahora ha faltado en tu vida. La atención plena es una forma segura de transformar tu vida. Empieza hoy mismo.

CÓMO CREAR UN HÁBITO DE ATENCIÓN PLENA

Ayudemos a poner en práctica este concepto de mindfulness con sencillos consejos paso a paso para aplicarlo en las cosas que ya estás haciendo.

Consejo #1: Haz una cosa a la vez.

Olvida lo que oyes decir a la gente. La multitarea no te llevará a ninguna parte. No es un truco de productividad. En todo caso, lo único que hace es dispersar tu atención y tu energía, lo que dificulta aún más la realización de las tareas. Por lo tanto, permítete ir más despacio y centrarte en una actividad a la vez. Afronta cada tarea con toda tu atención y toma conciencia de lo que estás haciendo y de cómo te sientes. Esta es una forma sencilla de aumentar tu poder de concentración y atención plena. Al hacerlo, serás menos propenso a precipitarte, a olvidar detalles o a cometer errores tontos. Con el tiempo, te darás cuenta de que realizas tus actividades con mayor facilidad y confianza porque te das el tiempo y la presencia personal suficientes.

Consejo #2: Siéntate en silencio y observa el parloteo de tu mente.

Cada vez que observas tus pensamientos, estás siendo consciente. Puedes invertir unos minutos durante el día para escuchar la voz de tu cabeza sin autodesprecio ni crítica. Date cuenta de cuándo entran en tu mente pensamientos repetitivos. Sé un observador, no un juez, y lo que empezarás a notar es que hay voces en tu cabeza y que algunos pensamientos son desconcertantes... pero... tú no eres tus pensamientos. Haz esto el tiempo suficiente, y llegarás a la plena conciencia de que no eres tu mente, y así podrás elegir separarte del ruidoso patio de recreo llamado tu mente.

Consejo #3: Caminar con atención.

Esta es una de mis actividades favoritas porque no soy fan de la clásica meditación en posición de loto. En cambio, encuentro que caminar en el parque o en cualquier lugar de la naturaleza es más beneficioso para restaurar mi sensación de calma. Tanto si vas caminando al trabajo, como si lo haces por tu barrio, del coche a la tienda o por los pasillos del trabajo, puedes optar por convertirlo en una experiencia meditativa.

¿Cómo? Bueno, prueba esto.

La próxima vez que estés a punto de abrir la puerta del coche o de levantarte de la silla en la oficina, centra tu atención en tu intención de caminar con atención. Simplemente dite a ti mismo: "Voy a estar plenamente presente y consciente de cada paso que dé". A continuación, ponte en marcha. Mientras lo haces, toma conciencia de las sensaciones. Pon tu atención en tu cuerpo. Haz una pausa y respira conscientemente. Comienza a mover los pies. Si el tiempo lo permite, puedes dar deliberadamente pasos lentos para sentir cada vez más el momento. Nota cómo se siente el suelo bajo tus pies. Nota cómo se siente tu ropa contra tu cuerpo mientras caminas. Si lo haces al aire libre, fíjate en el aire, los pájaros, los árboles, las plantas y todos los demás pequeños detalles que a menudo ignoras. El objetivo es estar presente en cada paso durante el mayor tiempo posible.

Consejo #4: Escuchar con atención.

Se trata de un hábito muy bueno y poderoso que hay que desarrollar. La escucha activa a través de la lente de la compasión mejorará significativamente tu relación contigo mismo y con los demás. La mayoría de nosotros no nos damos cuenta de lo desconectados que estamos de nuestros cuerpos y sentimientos. Y si estamos desconectados de nuestro propio cuerpo, es imposible que estemos lo suficientemente presentes como para conectar con otro. Así que, lo que te puedes dar cuenta (como hice yo) es que normalmente estoy atrapado en mi propio parloteo mental mientras los demás me hablan. Así es como puedes cambiar para ser un oyente atento. Practica la observación de tus propios pensamientos, tal y como se explica en el primer consejo. A continuación, haz un esfuerzo cuando un ser querido te hable y limítate a escuchar lo que dice. No mantengas una discusión o un diálogo interno. Centra toda tu atención en esa persona. Te sorprenderá lo diferente que será esa interacción. Las personas tienden a captar inconscientemente si estamos presentes o no.

Consejo #5: Haz un escaneo del cuerpo.

El escaneo del cuerpo es otra forma de incorporar la atención plena a tu rutina diaria. Puede realizarse en cuestión de minutos o hasta media hora, según tu estilo de vida y tus necesidades. También puedes elegir hacerlo como ritual matutino o nocturno. Comienza tumbándote boca arriba con las palmas de las manos hacia arriba y los pies ligeramente separados. Si lo haces fuera de casa, también puedes hacerlo sentado en una silla cómoda con los pies apoyados en el suelo.

Una vez que te hayas colocado en una posición cómoda, inmoviliza tu cuerpo y empieza a tomar conciencia de tu respiración. Observa el ritmo, la experiencia de inspirar y espirar. No controles ni manipules la respiración, simplemente observa.

A continuación, quiero que notes tu cuerpo: cómo se siente, la textura de la ropa contra tu piel, los contornos de la superficie sobre la que descansa tu cuerpo, la temperatura de tu cuerpo y el entorno. ¿Notas algún cosquilleo, dolor, etc.? ¿Qué sensaciones percibes ahora? ¿Sientes tu cuerpo especialmente ligero o pesado? ¿Hay zonas que se sienten hipersensibles o zonas en las que te sientes entumecido?

Observa que una exploración corporal típica recorre cada parte del cuerpo, prestando especial atención a cómo se siente cada zona. Es aconsejable que te muevas desde los pies hasta la parte superior de la cabeza, es decir, los dedos de ambos pies, los tobillos, la parte inferior de las piernas, las rodillas, los muslos, la región pélvica, el abdomen, el pecho, la parte inferior de la espalda, la parte superior de la espalda, las manos, los brazos, el cuello, la cara y la cabeza, cubriendo todo el terreno detallado que puedas.

Una vez que hayas completado el escaneo del cuerpo, vuelve a tomar conciencia en la habitación y abre lentamente los ojos. Muchos vídeos en YouTube también pueden guiarte a través de una exploración corporal meditativa con música ambiental.

UNA SENCILLA ACTIVIDAD DIARIA DE 5 MINUTOS QUE MEJORA TU SALUD MENTAL

Una de las herramientas de mindfulness más promocionadas es la meditación. Aunque no funciona para todo el mundo, las investigaciones demuestran que la meditación es una forma increíblemente poderosa de reforzar el sistema inmunitario, reducir el estrés y mejorar la concentración y la claridad mental, entre otras cosas. También ayuda a frenar la autoconversión negativa y la tendencia a caer en pensamientos irracionales. Si lo has probado antes y te ha costado mantenerlo durante mucho tiempo, los expertos dicen que puede deberse a que lo haces durante demasiado tiempo o a que te centras en el objetivo equivocado. Para los principiantes, tan sólo un minuto de meditación de atención plena puede ser suficiente para ponerse en marcha. Lo ideal es que los expertos recomienden cinco minutos de meditación de atención plena. ¿Por qué? Porque cinco minutos se consideran tiempo suficiente para familiarizarse con el simple acto de sentarse en quietud en medio de un día caótico o una mente acelerada. Por lo tanto, puedes hacer esta meditación de cinco minutos por la mañana, durante la pausa para comer, antes de acostarte mientras te relajas o justo antes de dormir.

Esto es lo que hay que hacer:

En primer lugar, tienes que programar un temporizador suave de cinco minutos y luego encontrar una posición relajada y cómoda que te sirva. Puedes sentarte en posición de loto o en una silla con los pies en el suelo. También puedes sentarte en el suelo sobre un cojín. Mantén la espalda erguida pero no demasiado tensa y apoya las manos donde te resulte más cómodo. Puedes mantener la lengua en el paladar si te resulta cómodo.

La segunda es llevar tu atención y conciencia a tu cuerpo. Intenta notar la forma de tu cuerpo, lo ligero o pesado que se siente, y déjate relajar. Observa las sensaciones y relaja cualquier tensión o rigidez. Inspira y espira con naturalidad.

La tercera es sintonizar con tu respiración de forma más consciente. Siente el flujo natural de tu respiración sin alterar nada. Observa dónde es más fácil conectar con la respiración. Puede ser el pecho, la garganta, las fosas nasales o el abdomen. No hay nada bueno o malo en esto. Se trata de conectar contigo mismo y permanecer tranquilo mientras te concentras en una respiración cada vez.

La cuarta cosa es practicar la compasión y la amabilidad hacia ti mismo cuando captas que tu mente divaga. Te darás cuenta muy a menudo de que te has distraído y ya no te centras en inspirar y espirar. Eso está bien. Cuando los pensamientos vengan y te lleven a algo que sucedió en el pasado o a lo que crees que sucederá en el futuro, sé amable contigo mismo. Esto es natural y todos pasamos por ello. Vuelve a dirigir tu atención a la respiración de forma suave y delicada.

Sigue notando tu respiración en silencio durante los cinco minutos hasta que suene el temporizador. No te preocupes por perderte en tus pensamientos, simplemente vuelve a tu respiración. Una vez que suene la suave alarma, empieza a salir del estado de meditación y comprueba de nuevo tu cuerpo antes de volver a prestar atención al entorno actual.

Concédase un minuto más para pensar en un pensamiento inspirador positivo, como "Que hoy me sienta más enraizado y tranquilo", y agradézcase por participar en esta experiencia de atención plena y por el regalo de estar vivo y tener esa respiración. Ahora puedes levantarte y continuar con la siguiente actividad.

EL GUIÓN DE LA MEDITACIÓN GUIADA

Ahora te llevaré a un viaje de relajación, imágenes visuales y visualización pura. Aprenderás a dejar atrás tus problemas y ansiedades internas y obtendrás una nueva comprensión y claridad mental. En su lugar, abrazarás una visualización poderosa y vibrante que llena tu ser de maravilla permitiéndote comprender tu lugar dentro del mundo y todo lo que es importante. Aprenderás a soltar la tensión y a imprimir en tu mente poderosas afirmaciones positivas que mejorarán tu sensación de bienestar.

Antes de empezar, asegúrate de estar sentado o tumbado en una habitación cómoda y bien ventilada donde no te molesten durante los próximos veinte minutos. Puedes leer primero esta meditación y, si te resulta atractiva, considera la posibilidad de grabarla con tu propia voz y añadir música de fondo de carácter curativo, como la música meditativa tibetana, para mejorar aún más la experiencia. Mientras sigues esta meditación guiada, siéntete libre de mantener los ojos cerrados y permítete escapar del entorno actual y de las restricciones en el poderoso momento que presenta esta meditación. Nada más importa que el aquí y el ahora. En este momento, no hay nada que te preocupe. Estás en paz. Permitirás que las tensiones del día se disipen. Te darás permiso para conectar con el universo. Comencemos.

Cierra los ojos. Inhala profunda y lentamente por la nariz y luego exhala lentamente por la boca. Repite esto unas cuantas veces más, cada vez llenando el vientre completamente al inspirar y luego exhalando hasta que esté completamente contraído al exhalar. Al exhalar, imagina que cualquier tensión abandona tu cuerpo como un color. Deja que la tensión llene los aires que se arremolinan a tu alrededor. Si te sientes enfadado, visualiza la respiración como un color rojo intenso si puedes para hacerlo más vívido. Deja que toda la tensión se disipe a medida que la respiración abandona tu cuerpo.

Ahora, inhala de nuevo. Inspira lentamente por la nariz contando hasta cuatro (uno, dos, tres, cuatro) ... Siente y vete a ti mismo respirando un color que represente la paz (puede ser azul, blanco o cualquier otro color que te guste). Extiende el diafragma mientras sientes que el aire entra en tus pulmones. Inspira profundamente hasta el fondo de los pulmones. Esta vez, con los pulmones llenos de aire, quiero que hagas una pausa y mantengas la respiración durante una cuenta de dos (uno, dos) y luego exhales lentamente por la boca. Inhala profunda y lentamente, aguanta uno... dos... exhala lentamente mientras controlas la salida y cuenta uno... dos... tres... cuatro. Fíjate en el color que estás inhalando y en el que estás exhalando. Continúa este ciclo de respiración durante unos minutos más. Esta es una respiración rítmica. Es perfecta siempre que te sientas tenso, estresado o nervioso. Inhala energía calmante, exhala y libera cualquier preocupación, ansiedad o tensión física.

Inhala lenta y constantemente hasta contar cuatro. Mantén la respiración hasta contar dos. Exhala lenta y constantemente hasta contar cuatro.

Haz esto durante un minuto más con música de fondo o en silencio.

Llevamos una gran cantidad de tensión en el cuello y los hombros. Levanta los hombros lentamente hasta las orejas, mantén la posición durante uno... dos... tres, y suéltalos. Observa y reconoce que tu cuerpo empieza a sentirse más relajado. Sigue utilizando la respiración para liberar cualquier tensión y siente que tu cuerpo empieza a relajarse cada vez más.

Los brazos y las piernas se sienten más pesados. Los músculos de la espalda se relajan. Si queda alguna tensión en los hombros, contrae y tensa los músculos, mantén la cuenta hasta cuatro y luego suéltalos. Siente que los hombros se relajan. Siente que tu espalda está apoyada en el lugar donde se encuentra ahora, y simplemente disfruta de la sensación de respirar y relajarte. Haz esto durante un minuto.

Mientras sigues respirando con normalidad, sin tratar de controlar o manipular tu cuerpo, lleva tu atención a tu interior. Entra en tu imaginación y visualízate de pie al final de un pasillo junto a una habitación llena de cajas de diferentes tamaños. Algunas son muy pequeñas y otras son enormes. Esta habitación contiene cajas llenas de todos tus problemas, ansiedades, preocupaciones y arrepentimientos. Justo al lado hay una escalera de piedra que da vueltas en espiral. Los peldaños son de mármol blanco. Empiezas a subir la escalera apoyándote con los dedos en la pared de piedra. Sientes la suavidad de la piedra al tocarla. Es fría y suave. Continúa subiendo lentamente, haciendo que tu entorno sea lo más vívido posible. Hay muchos escalones subiendo en espiral delante de ti. Te sientes con valor para seguir subiendo. Te sientes maravilloso al dejar todos tus problemas abajo. Y mientras sigues subiendo, ves debajo de ti una pequeña habitación. Sientes una sensación de alivio mientras subes más alto, alejándote de todo el desorden, el caos y las ansiedades. Con cada paso, te acercas a la paz y a la satisfacción interior.

Ahora te acercas al último escalón y te recibe una negrura tintada. No tienes miedo y sales a una plataforma circular. Sabes que el cielo forma el techo y que hay millones de estrellas que titilan en la negra extensión. De repente se siente una sensación de libertad. Siente la sensación de asombro y admiración al mirar hacia el cielo. Eres libre.

En el centro de esta plataforma curva, blanca y pura, hay un asiento plano y circular que se inclina hacia atrás en una silla contorneada hecha del mismo mármol que su entorno. Siéntate y siente el frescor del mármol debajo de ti. Es un lugar perfecto para la reflexión. Recuéstate y siente cómo la piedra te sostiene la espalda de forma adecuada. Es como si la hubieran tallado pensando en ti.

Siente lo cómodo y sereno que es estar sentado aquí. Ahora, mira al cielo nocturno. No hay nubes que oculten las estrellas. Todo el vasto cielo está abierto para ti. Aquí estás libre de las tensiones de la vida cotidiana. Aquí eres tan perfecto como las estrellas que brillan para ti.

En la vida real, puede que te sientas frustrado, confinado, tenso e incluso atrapado, pero al mirar ahora hacia las profundidades de este extraordinario cielo decorado con millones de estrellas a años luz de distancia, sientes que surge en ti una nueva sensación de deseo. Tienes ganas de flotar hacia lo alto para encontrarte y hacerte uno con el universo. Surge el deseo de sentirse ingrávido, de adquirir una nueva e inspiradora sensación de perspectiva. Sientes que empiezas a flotar suavemente fuera del asiento de mármol. Subes más y más... y más... y más. Flotas por encima de las paredes de mármol y ahora puedes ver la vista de la ciudad que te rodea. Luces que titilan a lo lejos bajo la extensión del cielo. La vista es magnífica. Puedes ver a kilómetros de distancia. El paisaje iluminado por luces parpadeantes que anuncian la existencia de quienes viven y comparten esta realidad contigo. Un paisaje urbano que cobra vida con las luces artificiales que reflejan el cielo.

Te mueves sin esfuerzo, disfrutando de esta sensación de libertad. Aquí te alejas de los problemas de la vida cotidiana. Es como volar, pero sin esfuerzo. Un solo pensamiento te permite cambiar de dirección a voluntad. Y sigues viajando. Miras hacia abajo. La luz de la luna se refleja en las ondulantes aguas de la ría. Las suaves olas golpean la orilla y, a medida que vas flotando por encima de las aguas oscuras, los barcos se balancean a lo largo de las paredes del puerto, y la sensación es de completa paz y tranquilidad. Te sientes invisible. Aquí no hay culpas, ni arrepentimientos. Sólo asombro por poder ver la vida desde una perspectiva totalmente nueva. Al sobrepasar la ría, te diriges a lo largo de la costa escalando grandes acantilados, volando por encima de ellos. Delgadas nubes, casi transparentes desde abajo, llegan desde el mar, abrazando los acantilados a medida que se va subiendo. Las nubes, frágiles y translúcidas, siguen tu rastro a medida que te elevas. Subiendo verticalmente ahora más y más alto, mirando hacia la luna. De color gris plateado, la luna está llena. Te maravilla su belleza y su poder, sabiendo que controla el flujo y el reflujo de las mareas.

Aquí, de repente, la vida parece menos complicada. Hay una sensación de pureza. De misterio y, sin embargo, de claridad. La vida es buena. La vida es maravillosa, y tú compartes una sensación de conexión con el universo.

Inspira profundamente y luego suelta la respiración. Suelta cualquier tensión en tu cuerpo. Concéntrate en la suavidad de cada músculo. Siéntete libre, relajado y libre de cualquier carga. Muy por debajo, ves que unos pájaros que vuelan bajo abrazan la superficie del agua alterada. Parecen diminutos y se mueven rápidamente. El agua ondea suavemente. Las estrellas centelleantes y la luz de la luna anuncian tu camino. Ves el mundo desde un punto de vista iluminado, y es uno de maravilla. Aquí, en lo alto de las nubes fragmentadas, te sientes parte del misterio del mundo conectado en todos los niveles y libre de tus problemas. Puedes sentir un cambio a tu alrededor. Poco a poco, el aire se vuelve más cálido y brumoso a medida que la formación de nubes comienza a forjarse. El cielo cambia de color. La oscuridad se apaga hasta llegar a la luz y, por un momento, el sol y la luna comparten un lugar en el cielo. Te dejas caer ahora a través de las esponjosas nubes y flotas hacia la superficie de la tierra. Te sientes exaltado mientras el mar refleja ahora los cambios del cielo: la luz del sol centellea en la superficie y los destellos de azul. Desciendes, alejándote de los bordes del agua, todavía por encima de la arquitectura de la ciudad, altos pilares de hormigón y casas que se elevan hacia el cielo y pequeñas residencias privadas solas rodeadas de pequeños parches de verde como un complejo rompecabezas de vida.

La piedra y las formas irregulares encajan con una facilidad casi perfecta. Maravíllese de cómo las estructuras hechas por el hombre pueden ser también hermosas. Aquí se puede ver que la vida consiste en vivir y no aferrarse a los problemas. Ya no hay lugar en tu vida para la ansiedad que te hace sentir mal. Los dolores de cabeza por tensión, la depresión, los remordimientos que te corroen o las decisiones que no puedes tomar. Aquí, en esta existencia ingrávida, te das cuenta de que puedes ser libre de todos los aspectos negativos de la vida, ya no estás encadenado a una existencia que te retiene. Este reconocimiento es significativo. Tiene el poder de cambiar tu vida.

Mientras respiras profundamente, evoca la imagen de esos problemas y todas las cajas que dejaste atrás. Al principio, eran abrumadores, amenazantes en su poder para obstaculizar tu vida. Para impactarte en cada momento. Ahora imagínatelos reducidos en tamaño, ya no son amenazantes, sólo son inconvenientes menores que ahora has reducido en tu mente. Reduzca aún más los problemas. Vuelve a respirar profundamente y luego exhala. Exhala la última de tus conexiones con esos problemas y ve cómo se hacen cada vez más pequeños, cada minuto, una fracción de su tamaño anterior, y te das cuenta de que tu perspectiva estaba nublada antes. Tu juicio estaba descentrado. Tu comprensión de la verdad de la vida y de la importancia de la naturaleza y de tu lugar en el mundo hace que esos problemas parezcan insignificantes en comparación.

Vuelve a centrarte en tu respiración. Es hora de ver los problemas de la vida como meros obstáculos. Es el momento de mirar las cosas importantes de la vida y alejarse de cualquier duda, remordimiento o ansiedad que te afecte negativamente. Es hora de sentir satisfacción y de abrazar la pura paz interior. Desciende ahora suavemente a la tierra. Cierra los ojos y siente tu descenso. Estás en paz con la vida y contigo mismo. Por fin comprendes tu parte dentro del universo. Desciendes mientras te bañas en una luz dorada cuando el sol brilla en el cielo de la mañana. El tenue calor es reconfortante, un hermoso comienzo del día.

Es hora de sentirte positivo en tu vida. Tienes el poder de hacerlo. Estás centrado. Conservas la sensación de paz y asombro. Ahora estás de vuelta en tu propia realidad. Siéntete de nuevo en tu cama, cómodo, seguro y protegido. Abre los ojos y estira los músculos. Respira profundamente para enviar oxígeno a tu cuerpo. Date cuenta de lo bien que te sientes ahora mismo.

Sigue experimentando la increíble sensación de calma y paz profunda mientras recuerdas tu maravilloso tiempo de altura sobre las nubes. Una parte del cielo de medianoche y luego una parte de la transición de la madrugada cuando la noche se convirtió en día. Comprende ahora que tus problemas son una pequeña parte del tiempo y del espacio e incluso dentro de tu propia realidad, comprende que tus problemas pueden ser tratados rápida y claramente con claridad mental. Inspira profundamente y mantén tu sensación de paz y tranquilidad. Exhala y observa que no queda ninguna tensión. Recuerda que puedes volver a esta meditación siempre que necesites una perspectiva renovada. Eres uno con el universo. Namaste.

9

LA RELACIÓN ENTRE LA ESPIRITUALIDAD Y LA PERSONALIDAD

S e pueden decir muchas cosas cuando se trata de salud mental, espiritualidad y religión. Cada vez hay más pruebas que demuestran los beneficios de tener una vida espiritual o religiosa sana (dependiendo de sus preferencias y creencias), pero no siempre fue así. De hecho, hasta principios de la década de 1990, cuando se introdujeron los "problemas religiosos o espirituales" en el DSM-IV como una nueva categoría diagnóstica que invitaba a los profesionales médicos a respetar las creencias y los rituales del paciente, los psiquiatras, que generalmente son menos religiosos que sus pacientes, no valoraban el papel de la espiritualidad o la religión. ¿Por qué? Porque desde el desencuentro entre la religión y la psiquiatría a principios del siglo XIX (gracias a Charcot y su alumno Freud, que asociaron la religión con la histeria y la neurosis), la atención a la salud mental y todo lo relacionado con la religión estaban divididos.

Pero no se puede negar el hecho de que hay pruebas sustanciales que demuestran que las inclinaciones espirituales de una persona influyen en su salud mental. Entonces, ¿merece la pena tenerlas en cuenta? Esto es lo que queremos explorar en este capítulo.

VIDA ESPIRITUAL, ¿DEBERÍA TENER UNA?

No hay una respuesta correcta o incorrecta. Todo depende de tus creencias y tu visión del mundo. La espiritualidad o la religión (no son lo mismo) pueden tener un tremendo impacto en tu recuperación si se alinean con tu personalidad. Pero, ¿qué es la espiritualidad y en qué se diferencia de la religión?

Cada persona ofrece una definición diferente de la espiritualidad, pero yo opto por pensar en ella como una forma de pensar en el significado y el propósito de la propia vida. La espiritualidad consiste en encontrar el sentido de la valía y el valor en esta vida. Ofrece una visión del mundo que sugiere que hay más en la vida que lo que la gente experimenta a nivel sensorial y físico.

Las prácticas espirituales incluyen cosas como la meditación y la oración, vivir de acuerdo con una serie de normas establecidas por uno mismo (como la forma de tratar a la gente) y centrarse en valores como la bondad, la compasión, la esperanza, la honestidad y la ecuanimidad. Las personas espirituales dan prioridad de forma natural a las prácticas de atención plena, lo que facilita la integración de las terapias que utilizan la atención plena. La religión, en cambio, está vinculada a una fe, tradición o institución concreta. Ser religioso suele implicar creer en el dios de esa fe concreta. Tienes líderes religiosos específicos que te guían a través de las creencias compartidas y comúnmente aceptadas a lo largo de tu vida. Se puede ser espiritual sin ser religioso, así que no se trata de forzar una fe concreta. Ni siquiera se trata de forzarte a convertirte en un ser espiritual, sino más bien una invitación a que sientas curiosidad por saber si tu personalidad, tu bienestar y tu sentido de la vida mejorarán significativamente con la contemplación y la práctica de la espiritualidad.

Para algunas personas (incluido yo mismo), el despertar a mi naturaleza espiritual fue parte del acelerador de mi curación. He luchado durante la mayor parte de mi vida, entrando y saliendo de la depresión y otros trastornos mentales. Me sometía a tratamientos y me volvía "normal" durante un tiempo, pero luego volvía a caer en lo mismo. Siempre había una razón. La última gran razón fue una relación que salió mal, y me lanzó una bola curva que me pareció demasiado grande para mí. No fue hasta que entregué mi vida a una conciencia superior y me reconecté con mi ser espiritual que los tratamientos comenzaron a funcionar. Para mí, los beneficios son demasiado numerosos para mencionarlos, comenzando por el hecho de que estoy viva y sana, y ahora tengo el valor suficiente para compartir mis conocimientos sobre cómo sanar contigo a través de este libro. Todo eso ocurrió porque reconecté mi personalidad con el aspecto espiritual de mí misma.

Las investigaciones han demostrado que quienes son más espirituales o religiosos y utilizan su espiritualidad para afrontar los retos de la vida experimentan muchos beneficios para su salud y bienestar. Si formas parte de una comunidad espiritual, puedes tener más apoyo y amistades que te permitan mantenerte positivo durante el tratamiento y la recuperación. Puede ser útil sentir esa conexión con algo más grande que uno mismo. Ser espiritual puede darte fuerza y esperanza, especialmente cuando te sientes mal. También puede ayudarte a dar sentido a tus experiencias. Todo esto y mucho más es posible si te sientes inclinado a seguir este camino. Pero debo decir que tú eres la única persona que puede tomar esta decisión. No puede ser forzada. Si quieres empezar a pensar o hablar sobre tus necesidades espirituales, busca a alguien en quien confíes o únete a una comunidad de personas cuyos valores compartas. Pero algunas preguntas que puedes contemplar para averiguar si la espiritualidad puede ayudarte a transformar tu vida son

1. ¿Qué es importante para ti?
2. ¿Qué te da esperanza y te hace seguir adelante cuando las cosas se ponen difíciles?
3. ¿Tienes un sentimiento de pertenencia y de ser valorado? Si no es así, ¿te gustaría tenerlo?
4. ¿Qué le hace sentirse apoyado?
5. ¿Te sientes seguro/a?
6. ¿Qué te hace sentir feliz?

LA INTELIGENCIA ESPIRITUAL: UN CONCEPTO

La inteligencia espiritual (IS) es un concepto introducido por Danah Zohar en su libro *ReWriting the Corporate Brain* en 1997. Es un término que ahora utilizan ampliamente algunos filósofos, psicólogos y teóricos del desarrollo para indicar los paralelismos espirituales con el Cociente de Inteligencia y el Cociente Emocional. El famoso autor

Stephen Covey también cree que la inteligencia espiritual es esencial, afirmando que "es la central y la más fundamental de todas las inteligencias porque se convierte en la fuente de orientación para los demás."

El Zohar habla de 12 principios subyacentes a la inteligencia espiritual.

1. **Autoconciencia:** Saber en qué creo y valoro y qué me motiva profundamente.
2. **Espontaneidad**: Vivir y ser receptivo en el momento.
3. **Orientación hacia la visión y los valores:** Actuar a partir de principios y creencias profundas y vivir en consecuencia.
4. **Holismo:** Ver patrones, relaciones y conexiones más amplias; tener un sentido de pertenencia.
5. **Compasión:** Tener la cualidad de "sentir-con" y una profunda empatía.
6. **Celebración de la diversidad:** Valorar a otras personas por sus diferencias, no a pesar de ellas.
7. **Independencia en el medio:** Mantenerse en contra de la multitud y tener tus propias convicciones.
8. **Humildad:** Tener la sensación de ser un actor en un drama mayor, de tu verdadero lugar en el mundo.
9. **Tendencia a plantear preguntas fundamentales del tipo "¿Por qué?**: Necesidad de entender las cosas y de llegar al fondo de las mismas.
10. **Capacidad de replanteamiento**: Tomar distancia de

una situación o un problema y ver el panorama general de un contexto más amplio.

11. **Uso positivo de la adversidad:** Aprender y crecer a partir de los errores, los contratiempos y el sufrimiento.

12. **Sentido de la vocación:** Sentirse llamado a servir, a dar algo a cambio.

Cuanto más estudiamos la inteligencia espiritual, más pruebas vemos de la relación entre personalidad, espiritualidad, inteligencia existencial e inteligencia espiritual. La personalidad tiene una importancia capital en el proceso de creación de la motivación interior que desencadena la tendencia humana innata a buscar el sentido de la vida. En esa búsqueda, uno se compromete con la dimensión de la espiritualidad, que luego activa la inteligencia existencial para desarrollar un sistema de creencias y valores y la capacidad de abordar cuestiones profundas sobre la existencia humana, lo que suele ser muy útil cuando uno desea comprender el sentido de su vida. La última etapa es la inteligencia espiritual, que ayuda a dirigir las acciones correctas y necesarias para poner en práctica los objetivos previstos. No tiene por qué haber ninguna aceptación religiosa en todo esto, y por eso es importante señalar que, aunque la inteligencia espiritual está conectada con la espiritualidad, no requiere en absoluto preceptos religiosos.

Si bien la IS puede adaptarse en diversos ámbitos, incluido el lugar de trabajo y en el contexto de cómo te relacionas con tu vida y con los demás, es importante para tu bienestar. Las investigaciones realizadas en los últimos años muestran una correlación entre la IS y la satisfacción con la vida. Se especula que la IS crea un entorno que promueve la autorreflexión inspiradora y lleva al individuo a buscar el sentido de la vida. Cuando uno es más reflexivo y aprecia este proceso de búsqueda de sentido, el bienestar puede aumentar, y afrontar las dificultades de forma más consciente y meditada (confiando en que se está en el camino correcto) puede ayudar a superar los problemas de salud.

HABLEMOS DE DESARROLLO PERSONAL

¿Qué entiende actualmente por desarrollo personal? ¿Es algo en lo que has incurrido o es la primera vez que oyes hablar de ello? Independientemente de lo versado que esté en este tema, el desarrollo personal es algo que animo a todo el mundo a participar si desea una mejor calidad de vida. ¿Por qué? Porque a través del desarrollo personal, puedes descubrir y desarrollar las mejores versiones de ti mismo. Te ayuda a empoderarte y a fortalecerte de una manera que ninguna otra educación puede hacer porque se centra en entender quién eres.

Para la mayoría de la gente, el desarrollo personal se refiere a ver a Tony Robbins en YouTube o a guardar citas motivadoras en Instagram y Pinterest. Pero eso es apenas rascar la superficie de lo que significa. Wikipedia define el desarrollo personal como las actividades que desarrollan las capacidades de una persona y construyen el capital humano y el potencial, facilitan la empleabilidad y mejoran la calidad de vida y la realización de los sueños y las aspiraciones. La forma en que me gusta enfocar esto es sencilla. El desarrollo personal consiste en aprender a dar rienda suelta a mi mejor yo. Nunca me había preocupado por ello hasta que leí al Dr. Wayne Dyer. Me sumergí en sus enseñanzas y programas, que poco a poco iniciaron mi viaje de crecimiento y curación. Cuando leí el libro "You Can Heal Your Life" de

Louise Hay, vi la luz al final del túnel y finalmente decidí que ya era hora de regalarme una vida nueva. A veces me pregunto cuán diferente sería la vida si no hubiera combinado mi terapia y mi desarrollo personal. Es difícil estar segura, pero dudo que hubiera durado tanto tiempo sin otra recaída.

La tragedia de perder a mi prometido y la desesperación e inutilidad que experimentaba me hacían difícil creer en un futuro brillante. El desarrollo personal y todo lo que he compartido hasta ahora es lo que me ayudó a recomponerme. Entonces, ¿por qué comparto esto contigo? Porque quiero sugerirte y animarte a que te tomes en serio el desarrollo personal cuando vayas en esta búsqueda de curación y transformación. Evita pensar en ello desde la perspectiva superficial de los vídeos de motivación y aprende a reconocer el valor que puede aportar a las diferentes áreas de tu vida. A saber, mentalmente, socialmente, espiritualmente, emocionalmente y físicamente. Echemos un vistazo más de cerca a cada área del desarrollo personal.

1. Desarrollo personal mental:

Esta área se centra en el crecimiento y la preparación de la mente. Hay muchas maneras de hacerlo, incluyendo, entre otras, la lectura de un libro, escuchar audiolibros/podcasts, apuntarse a una clase magistral o incluso seguir una formación gratuita en YouTube.

2. Desarrollo personal físico:

¿Te has dado cuenta de que la actividad física forma parte de tu crecimiento personal? La verdadera curación debe ser holística, y por eso debes incluir algún aspecto del desarrollo físico en tu rutina. Ten en cuenta tus hábitos de alimentación, sueño y descanso, así como el movimiento del cuerpo cuando planifiques este aspecto de tu crecimiento.

3. Desarrollo personal emocional:

El desarrollo emocional será enorme en esta búsqueda de curación porque, como te has dado cuenta, retener las emociones es muy poco útil. De hecho, realizar actividades que te ayuden a liberar y procesar tus sentimientos de forma saludable es, a su manera, una forma de terapia de sonido. Por eso, en los capítulos anteriores he animado a llevar un diario, a registrar los pensamientos e incluso a hablar con un terapeuta de confianza. Pero también puedes hacer un seguimiento de tu estado de ánimo o someterte a una "dieta mental" en la que pases una semana haciendo todo lo posible por mantener una actitud optimista y animada.

4. Desarrollo personal social:

Esta área de tu desarrollo personal consiste en mejorar tu comunicación. Piensa en las áreas de las habilidades interpersonales en las que más necesitas ayuda y piensa en actividades que puedan mejorarlas. Por ejemplo, si te cuesta escuchar a los demás, esfuérzate en escuchar activamente. Si eres demasiado tímido, considera la posibilidad de hacer un curso que te ayude a hablar en público. ¿Qué actividades sociales se te ocurren para mejorar tu capacidad de comunicación?

5. Desarrollo personal espiritual:

En cuanto al desarrollo espiritual, lo mejor que puedes hacer es encontrar algo que te traiga paz y te ayude a conectar con tu verdadero yo. Eso puede incluir actividades como leer la Biblia, dar paseos por la naturaleza, meditar, rezar y adorar, etc. Tengo un amigo que disfruta participando en un estudio bíblico, por lo que dos veces a la semana se reúne con miembros de su iglesia para leer y discutir varios pasajes de la Biblia. Si no eres religioso en absoluto, está perfectamente bien. Como he dicho, ser espiritual no tiene nada que ver con la religión. Así que, para ti, podría ser leer algo filosófico, etc.

Esta es la cuestión. El desarrollo personal requiere un plan para que dé resultados positivos. Como dijo el experto en desarrollo personal Jim Rohn, "cuando observas a las personas de éxito, casi siempre descubrirás un plan detrás de su éxito. Es la base del éxito". Queremos que sanes y transformes tu vida con éxito, lo que significa que un plan de desarrollo personal es primordial. Estos son los fundamentos de una buena base.

Paso #1: Aclara tu visión

¿Cuándo fue la última vez que pensaste en tu futuro y en la calidad de vida que te gustaría disfrutar? Normalmente, cuando se lucha contra un problema de salud mental, lo último que queremos es pensar en el futuro. Pero es precisamente por ahí por donde hay que empezar. Elige un marco temporal que tenga sentido para ti. Para algunos, puede ser a diez años vista, mientras que para otros, incluso a 12 meses vista es una exageración. Sé reflexivo y compasivo con tu estado actual. Ten en cuenta que siempre puedes ampliar tu visión a medida que te vayas haciendo con ella. Imaginemos cómo queremos que sea nuestra vida dentro de un año. Piensa en cómo te sientes cuando te levantas por la mañana. ¿Cuál es el primer pensamiento que pasa por tu mente? ¿Cuál es la razón por la que te levantas de la cama? ¿Cómo se siente tu cuerpo? ¿Cómo de serena y clara es tu mente? ¿Cómo se estructura tu día ahora que has cambiado y te has curado? ¿Qué te hace sentir realizado al final del día? ¿Tiene más tiempo para pasar con los amigos y la familia? ¿Qué tan diferente es tu rutina matutina? ¿Y tu trabajo/escuela? ¿Qué te da energía para seguir adelante? ¿Qué te hace sentir exitoso en esta nueva realidad? ¿En qué objetivos has estado trabajando que te han dado gran satisfacción y plenitud?

Paso #2: Ser consciente de tus puntos fuertes y de tus áreas de mejora

Ahora que has ejercitado tu mente para identificar la experiencia futura que quieres crear, es el momento de averiguar cómo trazar este viaje. Pensando en ese resultado final, vamos a averiguar lo que ya tienes a tu favor. Empieza siempre en pequeño, donde estás, con lo que tienes. El hecho de que hayas recogido este material para sanar tu condición actual me dice que tienes mucho a tu favor. Hay suficiente conciencia y deseo de hacer lo correcto. También me dice que hay un potencial sin explotar y habilidades que puedes aprovechar para seguir avanzando.

Piensa por un momento en uno o dos talentos en los que hayas destacado de forma natural desde que tienes uso de razón. Tal vez haya una formación que hayas recibido. En mi caso, me di cuenta de que tenía muchas habilidades subdesarrolladas y un potencial sin explotar. Había abandonado mi carrera de psicología porque, en aquel momento, no tenía tanto sentido para mi vida como después de pasar por mi devastadora ruptura. Así que decidí apoyarme en eso y completar mi licenciatura en psicología. Ahora te toca a ti levantarte. Anota en tu diario todas las habilidades que te gustaría desarrollar o terminar de desarrollar, así como los proyectos en los que te gustaría empezar a trabajar para acercarte a tus objetivos.

A continuación, quiero que empieces a pensar en un puñado de personas con las que puedas contactar para que sean tu estructura de apoyo. No seas demasiado específico. Y, por cierto, no pasa nada si no tienes todas las respuestas. Antes de pasar a los siguientes pasos, escribe en qué crees que eres bueno por naturaleza. ¿Sabes escribir, cantar, cocinar, pintar, codificar, etc.? Todos ellos son poderosos aliados en la creación de tu nueva vida.

Paso #3: Construye tu estrategia personal

Es el momento de documentar un plan sencillo que empezarás a poner en práctica a diario. Tienes claro el futuro deseado, y entiendes lo que tienes para trabajar y las áreas en las que necesitas ayuda. Responde a las siguientes preguntas: ¿Qué recursos necesitas para empezar a mejorar las áreas débiles? Por ejemplo, ¿qué libros puedes leer? ¿Qué curso o mastermind puedes hacer? ¿Necesitas volver a estudiar?

También necesitas conectar con las personas que pueden apoyarte. ¿En quién confías y a quién respetas para que te sirva de mentor? ¿Puedes contratar a un entrenador o unirte a una comunidad de personas con ideas afines que hacen lo que tú quieres hacer? Escribe cómo piensas hacer que se produzca esta conexión.

¿Con qué plazo de tiempo estás trabajando para implementar estos nuevos cambios? Te recomiendo que crees mini hitos para las diferentes etapas de tu viaje de desarrollo personal para que puedas mantenerte animado. No te olvides de celebrar incluso las victorias más pequeñas, ya que las pequeñas victorias siempre conducen a resultados masivos. Por ejemplo, cuando terminas un curso, eso es una gran victoria, aunque todavía no hayas llegado a ese resultado final.

COMBINAR LAS DOS COSAS ES DEFINITIVAMENTE POSIBLE

En un mundo ideal, combinarías de forma natural la espiritualidad y el desarrollo personal para obtener resultados óptimos. El hecho es que ambos están interconectados, y una auténtica búsqueda de desarrollo personal estaría incompleta sin incorporar prácticas y conciencia espirituales. ¿Por qué digo esto? Porque el factor determinante en cualquier esfuerzo en el que participes siempre serás tú. Por lo tanto, si te estorbas a ti mismo, no puede haber una curación real ni una transformación duradera. Por eso te animo a crear las condiciones ideales para ti que te permitan combinar el desarrollo personal con las prácticas espirituales.

Por qué es beneficioso combinar la espiritualidad y el desarrollo personal:

En primer lugar, la espiritualidad implica aumentar tu conciencia y desarrollar una creencia en algo más grande que tú mismo. Independientemente de cómo lo llames (pertenezcas o no a una religión), este nivel de comprensión superior puede ser muy liberador y te capacita para desarrollar un nivel de fe en ti mismo que te convierte en un superador.

El desarrollo personal y cualquier otra terapia de base cognitiva que tomes te ayudarán a descubrir todos los pensamientos, emociones y hábitos insanos que han estado perpetuando tu condición mental. Te ayudarán a identificar las creencias limitantes y, a medida que lo hagas, ese sentido superior de pertenencia y guía te apoyará mientras haces el cambio del viejo tú al nuevo tú. A medida que los pensamientos negativos y las creencias limitantes se liberan y se sustituyen por un sentido superior de fe y creencia positiva, empiezas a experimentar la vida de una manera nueva.

La segunda razón por la que estos dos campos funcionan tan bien juntos es que tu capacidad para recuperar finalmente la claridad y la calma aumenta. Cuanto más trabajes consciente y espiritualmente en ti mismo desde dentro hacia fuera, más claro tendrás lo que eres, lo que quieres y por qué lo quieres. Esa mayor claridad también te convierte en un mejor tomador de decisiones y en un individuo más optimista con una nueva perspectiva ahora que ves la vida a través de una lente completamente diferente. Piénsalo así. Si pasaras toda tu vida atrapado en una cueva que sólo tuviera una pequeña ventana por la que pudieras ver el cielo, tu percepción del mundo sería mínima y distorsionada. Ahora imagina que pasas de esa diminuta perspectiva (del tamaño de una ventana) a que te quiten las paredes de la cueva y veas el cielo entero por primera vez. Eso es lo que pretendemos.

La última razón que quiero que tengas en cuenta es que esto te ayudará a ser más valiente y atrevido con tus sueños. Te sentirás digno de establecer nuevas metas y de soñar en grande para ti mismo porque te sientes conectado a un poder más grande que todo lo que has conocido. Y a medida que sigas trabajando en ti mismo, tener un mejor estilo de vida se sentirá como el deseo más natural. Por ejemplo, antes de mi ruptura, no había grandes sueños ni visiones. El objetivo de casarme con mi prometida era lo más lejos que podía llegar con mi pensamiento pequeño y mis creencias limitantes. Nunca imaginé que acabaría convirtiéndome en autor y que influiría en la vida de las personas a través de mi historia, mi estudio y mi investigación sobre la salud mental. Pero hoy sé que puedo lograr mucho más, y que mi mejor vida aún está por delante porque sigo fijando metas más grandes. Esto sólo ha sido posible gracias al coaching de desarrollo personal en el que he invertido. Me llevó de sólo querer curarme de mi condición mental a soñar con crear algo significativo de lo que pueda estar orgullosa. Tú puedes lograr lo mismo e incluso más.

CÓMO MEJORAR TU SALUD MENTAL UTILIZANDO LOS DOS

Aquí hay algunas técnicas prácticas que puedes usar para mejorar tu salud mental y combinar las prácticas espirituales y de desarrollo personal.

#1: Meditación

Esta es una gran manera de desarrollarse y estar más conectado con un nivel superior de conciencia. Las investigaciones demuestran que meditar ayuda a mejorar el sueño, aumenta la tolerancia al dolor, reduce el estrés, controla la ansiedad, aumenta la autoconciencia, mejora la concentración y la capacidad de atención. Promueve una vida emocional saludable y puede ser una gran manera de encontrar la paz y la quietud.

#2: Yoga

El yoga regular (especialmente el que incorpora la respiración profunda y la meditación) aporta mayor claridad mental y calma. Aumenta la conciencia corporal, alivia el estrés crónico y agudiza la concentración. Al practicar yoga, estás consiguiendo combinar tu desarrollo físico, cognitivo y espiritual.

#3. La práctica 555

Se trata de una práctica matutina de mindfulness que combinará el desarrollo personal y el crecimiento espiritual, y que sólo lleva quince minutos. Es una técnica de mindfulness creada por Uma Beepat, y he aquí cómo incorporarla. A primera hora de la mañana, dedica quince minutos segmentados de la siguiente manera. Dedica cinco minutos a la meditación y practica la respiración profunda. Después de que suene el despertador, estírate durante otros cinco minutos y, finalmente, en los últimos cinco minutos, prepárate mentalmente para tu día y escribe tu intención para el día de cómo quieres sentirte, cómo te mostrarás en el mundo y una o dos cosas que quieres lograr al final del día.

#4: Lleva un diario de gratitud

La energía fluye donde va la atención. Eso significa que si inviertes un tiempo diario en reflexionar sobre los acontecimientos del día y recordar los momentos que te hicieron sentir bien, generarás más de esos sentimientos y eventualmente estabilizarás ese estado de ser. A mí me gusta hacerlo al final del día, cuando me meto en la cama, para poder recordar hasta la más mínima cosa que me hizo sonreír. Encuentro que eso eleva mi estado de ánimo y me permite dormir mejor. Esto no sólo te desarrolla espiritualmente, sino que las investigaciones demuestran que tiene beneficios biológicos y mentales para tu cerebro.

10

CÓMO REDUCIR LA GRAVEDAD DE LA DEPRESIÓN Y LA ANSIEDAD

La depresión y la ansiedad pueden darse al mismo tiempo. De hecho, muchas personas que están deprimidas tienden a sufrir también síntomas de ansiedad y viceversa. Aunque estén causados por distintos factores desencadenantes, es habitual que se solapen, lo que complica aún más su curación. Por eso es esencial conocer las diferentes formas de reducir cada uno de ellos, tanto si aparecen de forma singular como si lo hacen juntos. A veces, un solo tratamiento no va a ser suficiente, especialmente si te encuentras en un entorno estresante en el trabajo o en casa. Por lo tanto, se hace necesario desarrollar herramientas y técnicas que puedas desplegar en tu vida diaria a medida que aparezcan los desencadenantes del estrés. El objetivo aquí es ayudarte a tener tantas herramientas y técnicas como sea posible. Debes saber que todo lo que compartimos no siempre funciona en todos los casos, pero depende de ti entender mejor tu personalidad para que puedas elegir las que sí funcionan. Me gusta llamar a estas estrategias de afrontamiento.

¿QUÉ ES UN MECANISMO O ESTRATEGIA DE AFRONTAMIENTO?

Básicamente, es una forma de afrontar un problema para reducir el estrés. Cuanto más se pueda aliviar el estrés, menos graves serán la depresión y la ansiedad. Es importante darse cuenta de que no todos los mecanismos de afrontamiento son beneficiosos a largo plazo. Por ejemplo, una persona puede optar por utilizar la comida basura como mecanismo de afrontamiento, lo que puede sentirse muy bien en ese momento, pero con el tiempo, eso se convertirá en un nuevo problema como problemas de peso, etc. Por eso hay que estar atento a las estrategias y mecanismos de afrontamiento que se eligen. Algunas personas optan por la meditación, y ese es un gran ejemplo de mecanismo de afrontamiento saludable.

UNA FORMA DE REDUCIR LA ANSIEDAD Y LA DEPRESIÓN: MECANISMOS Y ESTRATEGIAS DE AFRONTAMIENTO

Cuando se trata de reducir la ansiedad y la depresión, es necesario conocer tanto las estrategias centradas en el problema como las centradas en la emoción. Dependiendo de la situación en cuestión, es posible que necesites algo para reducir el estrés o algo para ayudarte a manejar los sentimientos de angustia. Si queremos gestionar eficazmente la depresión y la ansiedad, primero debemos darnos cuenta de que el estrés es nuestro enemigo y que no es una cuestión externa. Es muy interno. Independientemente de dónde te encuentres o de lo que te ocurra, si puedes controlar tu mente y tus niveles de estrés, podrás amortiguar los efectos de tu ansiedad y depresión. Sé que es más fácil decirlo que hacerlo, así que compartiré las técnicas básicas y cómo aplicarlas. Pero antes de eso, hablemos del lado oscuro de confiar en los mecanismos de afrontamiento.

LO BUENO Y LO MALO

A veces recurrimos a mecanismos de afrontamiento de tipo evasivo o perjudicial que nos perjudican y nos mantienen atrapados en ese ciclo de depresión y ansiedad. Cosas como fumar o usar otras sustancias adictivas para aliviar la gravedad de nuestra condición sólo conducen a más problemas y a menudo son signos de evitación. También veo la procrastinación como una forma de evitar las cosas, por lo que también podemos añadirla a esta categoría de hábitos de afrontamiento poco saludables. La conclusión es que hay que ejercer el poder de la razón y ser consciente de lo que se elige hacer cuando se entra en una espiral de ansiedad y depresión. Si quieres algunos consejos de técnicas para experimentar, aquí tienes varios.

¿CUÁLES SON LAS 9 TÉCNICAS SENCILLAS QUE PUEDO APLICAR?

Lo primero que tienes que hacer es ser consciente de tus desencadenantes. Una vez que sepas qué es lo que te desencadena, será más fácil coger la ola antes de que te arrastre.

Hasta ahora, hemos hecho hincapié en la importancia de desarrollar hábitos saludables y mecanismos de afrontamiento. Ya hemos mencionado cosas como el sueño, la nutrición adecuada, el ejercicio y la práctica de la atención plena para mejorar tu estado. Todas ellas son estrategias muy eficaces. Te recomiendo que las incorpores a tu plan actual. Sin embargo, quiero llevar las cosas al siguiente nivel para asegurarme de que te sientas totalmente equipado sin importar dónde estés o en qué situación estresante te encuentres. Aquí hay nueve técnicas más que puedes añadir a tu kit de autocuración que mejorarán tu estado y transformarán tu estilo de vida actual.

#1: Respiración profunda

Haz una pausa en todo lo que estés haciendo y date un poco de espacio. Si estás en una habitación con gente, intenta salir a otra habitación o salir al exterior y hacer inhalaciones y exhalaciones profundas y lentas, concentrándote en la respiración.

Siéntete libre de tomar prestada la técnica que aprendiste en la meditación guiada en la que te acompañé en la práctica de la respiración rítmica. Puedes inhalar profunda y lentamente (uno...dos...tres...cuatro), llenando tus pulmones hasta el vientre y luego mantener la cuenta de dos (uno...dos) y luego exhalar lentamente contando hasta cuatro (uno...dos...tres...cuatro). Concéntrate únicamente en tu respiración y en el conteo.

Las primeras veces, es posible que tengas que hacerlo durante varios minutos antes de recuperar la sensación de calma, pero a medida que sigas practicando, te resultará más fácil.

#2. Dormir una larga siesta

Esto puede sonar demasiado simple e ineficaz, pero creo que dormir es la mejor manera de restablecer tus pensamientos y emociones. Si sientes que pierdes el control, deja todo y vete a dormir durante al menos una hora. También te animo a que te acuestes pronto los días en los que las cosas se sientan realmente difíciles. Cuando estás estresado, tu cuerpo necesita mucho más sueño y tiempo de inactividad.

#3: Practicar la aceptación

Es hora de adquirir una verdadera perspectiva. En lugar de dejar que tu cerebro y tus emociones sean secuestrados, ¿por qué no te pones a curiosear y a cuestionar lo que realmente está pasando? ¿Es realmente tan malo como las voces de tu cabeza te hacen creer? E incluso si las cosas son malas, ¿tienes realmente el control sobre ellas? A veces, esa charla de ánimo y la comprensión de que no puedes controlar todo es todo lo que necesitas para crear un poco más de estabilidad mental en tu interior.

#4: Darse un tiempo libre

Durante este tiempo de descanso, debes hacer algo que te levante el ánimo y cambie tu estado de forma natural. Por ejemplo, si hacer footing y sudar te hace sentir diferente, aunque no te sientas con ganas en este momento, haz un esfuerzo para hacer un footing de veinte minutos y sudar un poco. Más tarde te agradecerás el haberte obligado a centrarte en otra cosa que te gusta en lugar de dejar que tu mente se desvíe y quede atrapada en el estrés. No te límites al ejercicio físico. También puede ser recibir un masaje, meditar, pintar, colorear, escribir poesía, cocinar, etc. Sumérgete durante al menos veinte minutos en algo que lleve tu mente a un nivel diferente.

#5: Escuchar música relajante de alta frecuencia

Si te gusta la música, valdría la pena invertir en música espiritualmente edificante para tranquilizarte. Las investigaciones demuestran que el tipo de música adecuado puede influir positivamente en la química del cerebro y del cuerpo. Los sonidos de la naturaleza también pueden ser muy calmantes, por lo que a menudo se incorporan a la música de relajación y meditación. Ten a mano una lista de reproducción dondequiera que vayas que pueda cambiar instantáneamente tu estado cuando lo necesites.

#6: Pasar tiempo en la naturaleza "baño de bosque"

Se trata de una forma sencilla pero profundamente eficaz de desarrollar la personalidad y la espiritualidad, al tiempo que se reducen la ansiedad y la depresión. ¿Has oído hablar de los baños de bosque? En Japón existe una práctica ancestral conocida como baño de bosque (shinrin-yoku), que no consiste en hacer ejercicio, ni correr, ni ir de excursión. Es simplemente estar en la naturaleza y conectar con ella a través de los sentidos.

A través de la vista, el olfato, el tacto, el oído y el gusto, puedes sumergirte en la naturaleza, lo que tiende un puente entre tú y el mundo natural. Hay que recordar que nuestra civilización está divorciada de la naturaleza, y cuanto más avancemos, más difícil será. Según un estudio patrocinado por la Agencia de Protección del Medio Ambiente, el estadounidense medio pasa el 93% de su tiempo en interiores. Esto es realmente perjudicial para nuestra salud y bienestar.

Por eso se aconseja tomar baños de bosque al menos una vez a la semana.

Ya sé lo que estás pensando. "Yo no puedo hacer esto. Vivo en la ciudad y no tengo ningún bosque a la vista". No pasa nada. No necesitas un bosque para hacer esto. Tienes que encontrar un lugar (un parque/jardín, etc.) y decidir pasar una hora caminando lentamente y observando toda la vida vegetal y animal que te rodea. Asegúrate de no tener teléfonos, cámaras o cualquier tecnología que te distraiga. Deja que tu cuerpo te guíe. Escucha a dónde quiere llevarte. Sigue tu olfato y tómate tu tiempo. Ni siquiera importa si no vas muy lejos. Lo que importa es que desbloquees tus cinco sentidos y permitas que la naturaleza entre por tus oídos, ojos, nariz, boca, manos y pies. Escucha el canto de los pájaros y la brisa que agita las hojas de los árboles. Observa los diferentes verdes de las hojas de los árboles y cómo la luz del sol se filtra entre las ramas. Huele la fragancia de la naturaleza que te rodea y permite que se forme una conexión y un intercambio de energía. Coloca tus manos en el tronco de un árbol. Si hay un arroyo o un río cerca, sumerge los dedos de las manos y de los pies en él. Si no, busca un lugar bonito y túmbate en el suelo. Bebe el sabor de la naturaleza que te rodea y libera tu sensación de alegría, calma y unidad. Eres parte de esta magnífica obra maestra.

No hay una talla única para hacer esto. Personalízalo para que se adapte a tus necesidades y a tu situación actual y ve donde te sientas más cómodo. Por ejemplo, si te gusta el olor del agua y la arena, intenta encontrar un lugar que lo represente. Los efectos y la conexión serán más potentes cuando optes por entornos que te hagan sentir bien.

#7: **Desafíate a aprender algo nuevo**

Al fijarte objetivos que te supongan un reto, ya sea en el trabajo o fuera de él (como aprender un nuevo idioma o cocinar un plato concreto), fomentas la confianza y rediriges tu energía. Desarrolla tu agudeza mental y te ayuda a desplegar más tu potencial, lo que se alinea con el desarrollo personal y espiritual. Al aprender, aumentas la resistencia emocional y te armas con el conocimiento que te hace querer ser más activo en lugar de conformarte con un estilo de vida sedentario. También cambia tu enfoque y atención de sentir lástima por ti mismo a empoderarte para hacer algo bueno.

#8: **Ayuda a otras personas**

¿Tienes alguna habilidad que puedas compartir con otros en línea? ¿Siempre has querido ser voluntario para una causa concreta? Las pruebas demuestran que las personas que ayudan a los demás mediante el trabajo comunitario y el voluntariado se vuelven más resistentes emocional y mentalmente. Además, aleja a las personas de sus problemas mentales actuales al ofrecerles una perspectiva diferente al ver cómo otros están luchando (a menudo con problemas mayores). El mero acto de dar tu tiempo, energía, atención, recursos y amor te hace sentir diferente y bien.

Recuerdo la historia de un miembro de nuestra comunidad espiritual que dijo que tenía pensamientos suicidas porque su depresión le parecía demasiado insoportable, pero entonces aceptó hacer un solo fin de semana de trabajo voluntario en un hogar de niños. Pero no se trataba de un hogar infantil cualquiera. Era para niños con necesidades especiales.

Muchos de ellos eran discapacitados y autistas. Al tercer y último día de su estancia allí, dijo que era una mujer diferente. Ver a esos niños abandonados por sus padres demostrando tanto valor, el valor de intentar vivir incluso cuando las probabilidades no estaban a su favor, la hizo cuestionarse qué demonios estaba haciendo con su vida. Tuvo unos padres estupendos, una educación maravillosa y personas que la quisieron y apoyaron durante toda su vida, incluso durante esta época de depresión. Desde entonces, se ha centrado en su recuperación y en pasar todo el tiempo posible trabajando con niños discapacitados. Tal vez haya una pista ahí para ti también.

#9: Aprende a calmarte y a ser adulto por ti mismo

La plena conciencia de que eres responsable de ti mismo es uno de los puntos de inflexión de la autocuración y el bienestar mental. Tienes todo lo que necesitas dentro de ti y eres digno de una buena vida. Sí, aparecerán situaciones desafiantes y difíciles en la vida, pero tú eres tu mejor entrenador y padre en este momento. La relación más importante que tendrás es la que tienes contigo mismo.

Haz de esto una prioridad en tu vida y aprende a hablarte a ti mismo con toda la amabilidad y el ánimo que puedas. Una cosa importante que puedes hacer en cualquier momento para tranquilizarte es utilizar las palabras adecuadas cuando sientas que tu ansiedad aumenta o en los días en que no quieres salir de la cama. Palabras sencillas como "Sé que es difícil, pero tómate una hora cada vez". O si eso es demasiado duro, puedes decir: "Sé que este momento se siente como un infierno, pero respira profundamente y sigue respirando. Estarás bien [nombre]" y llámate por tu nombre. Háblate siempre a ti mismo con compasión, amor y ternura, especialmente cuando te encuentres en un momento difícil.

Otras frases tranquilizadoras que puedes utilizar contigo mismo:

- No estás solo.
- Está bien que te sientas así; para mí tiene sentido.
- Te quiero pase lo que pase.
- Lamento que estés pasando por esto.
- Sé que es un momento difícil para ti.
- Estoy aquí para ti.
- Puedes contar conmigo.

11

REGULA TUS EMOCIONES A TRAVÉS DEL GROUNDING

Las emociones son lo que debemos entender y controlar porque las cosas malas tienden a suceder cuando gobiernan nuestra mente. Entonces, ¿cómo lo hacemos de forma saludable? Eso es lo que trataremos a continuación.

Comprende que tus emociones son buenas, excepto cuando no te ayudan. Si una vieja experiencia traumática despierta emociones que te llevan al pasado y te hacen caer en un estado reaccionario desagradable, hay que lidiar con eso. Una técnica muy eficaz que siguen casi todos los profesionales de la salud mental es el grounding.

¿QUÉ ES EL GROUNDING Y CÓMO PUEDE AYUDAR?

Las técnicas de enraizamiento son un conjunto de herramientas que pueden ayudarnos a gestionar las emociones abrumadoras y las experiencias traumáticas. El grounding tiene sus raíces en la terapia dialéctica conductual. Puede ser muy eficaz cuando te sientes angustiado, abrumado emocionalmente o cuando algo desencadena un recuerdo del pasado y te saca del momento presente. Lo considero una forma saludable de recuperar el sentido de control.

Lo que hace que funcione es el hecho de que haces un esfuerzo consciente para centrarte en algún aspecto del mundo físico utilizando tus cinco sentidos en lugar de quedarte atrapado en tus caóticos pensamientos y sentimientos internos. Al hacerlo, el grounding te permite construir un puente de vuelta a este momento en el que reside tu poder.

Al practicar estas técnicas, uno es capaz de alejarse de los pensamientos negativos o de los flashbacks. Estas técnicas también pueden utilizarse para detener el impulso de la distorsión cognitiva antes de que se vaya de las manos. Son muy eficaces para disminuir el control de las emociones inútiles. Las distintas técnicas funcionarán mejor según tu personalidad y tus necesidades emocionales, así que no dudes en experimentar con un puñado de ellas y descartar las que no sean efectivas. Lo que quieres es algo que te devuelva la atención al momento presente, al entorno actual, alejado del pasado y de cualquier película mental negativa. Veamos

algunas que son muy recomendadas por los expertos.

EL TRUCO DEL 5-4-3-2-1

Antes de empezar este ejercicio, presta atención a tu respiración. Respira lenta y profundamente mientras realizas los siguientes pasos.

5: Reconoce CINCO cosas que veas a tu alrededor. Puede ser una lámpara, un libro, una mancha en el techo, una taza, o cualquier cosa en tu entorno inmediato.

4: Reconoce CUATRO cosas que puedes tocar en tu entorno inmediato. Puede ser la almohada en la que te apoyas, el suelo bajo tus pies, tu pelo, etc.

3: Reconoce TRES cosas que escuchas en este momento. Puede ser el sonido del aire acondicionado, el tic-tac del reloj, la risa de los niños de fuera o cualquier otra cosa que puedas oír. Intenta encontrar algo fuera de tu cuerpo.

2: Reconoce DOS cosas que puedas oler. Si estás en la oficina, ¿puedes oler el papel? Si estás en casa, ¿puedes oler el café de la cocina o el jabón de la ducha? Si no puedes oler nada, no dudes en ponerte de pie y dar un breve paseo para encontrar un aroma en tu ubicación actual o en el exterior.

1: Reconoce UNA cosa que puedas saborear. Si quieres, puedes prestar atención a tu saliva o al interior de tu boca, especialmente si has bebido o comido algo recientemente.

JUEGA AL JUEGO DE LA MEMORIA

Activar un recuerdo positivo puede ayudarte a escapar de las emociones negativas no deseadas. Para utilizar esta técnica de conexión a tierra, considere la posibilidad de mirar una fotografía detallada o una imagen de un paisaje que despierte emociones positivas. Hazlo durante cinco o diez segundos. A continuación, pon la foto boca abajo y recrea esa misma imagen en tu mente con el mayor detalle posible.

Otra forma de enfocar esto podría ser encontrar una imagen con muchos objetos, por ejemplo, una ciudad ajetreada, el interior de una casa bonita, etc., y mirarla fijamente durante diez segundos, luego ponerla boca abajo y enumerar mentalmente todas las cosas que recuerdas de esa imagen. Llevo años haciendo esto y siempre funciona. Llevo un montón de fotografías inspiradoras en mi smartphone, y siempre que me siento a la deriva, encuentro una foto de algún lugar exótico que me haga sentir bien, y luego hago una lista mental de todo lo que aparece en la imagen. Me lleva menos de un minuto y vuelvo a estar en el momento presente.

OTRAS TÉCNICAS DE GROUNDING QUE HAY QUE TENER EN CUENTA

#1: Relajación muscular progresiva

Esta técnica consiste en relajar todos los músculos del cuerpo. Puedes conseguir un vídeo de relajación muscular progresiva guiada en YouTube para que te guíe por ella o simplemente tomar prestados mis consejos. En primer lugar, tensa y relaja cada grupo muscular, de la cabeza a los pies o viceversa. Hazlo, un grupo muscular cada vez. Ténsalo durante cinco segundos, luego suéltalo y relájate del todo, prestando especial atención a la diferencia entre tensión y relajación. Mientras te relajas, sigue repitiendo la sencilla frase "relájate".

#2: Recitar algo

Puedes crear tu propio mantra o memorizar un poema que te interese mucho. Si eres religioso, considera la posibilidad de aprender un pasaje del libro de los Salmos que sea lo suficientemente poderoso como para volver a centrar tu atención y energía. Recita este poema, canción, mantra o versículo bíblico para ti mismo o mentalmente en tu cabeza. Si lo haces mentalmente, visualiza cada palabra como la verías en una página. Si decides pronunciar las palabras en voz alta, concéntrate en la forma de cada palabra en tus labios y en tu boca.

#3: Visualizar tu lugar favorito

Si te resulta fácil conectar con los lugares de forma visual, ésta puede ser una técnica genial para usar en segundos. Piensa en tu lugar favorito. Un lugar que siempre te haga sentir seguro, querido y en paz. Puede ser la casa de tu infancia, tu residencia actual, unas vacaciones en un país extranjero o cualquier otro lugar en el que hayas estado y se hayan creado bonitos recuerdos. Utiliza todos tus sentidos para recrear esa imagen mental. Piensa en los colores, los sonidos, las sensaciones y lo que se siente al estar allí. ¿Con quién estabas, si es que hay alguien? ¿Qué hacías allí? ¿Qué te hizo más feliz durante ese tiempo?

#4: Alíviate a través de tus sentidos

Los cinco sentidos pueden ser una forma estupenda de volver a un estado de calma y presente. He aquí las diferentes actividades para cada uno de tus sentidos que pueden actuar como estrategia tranquilizadora y, al mismo tiempo, fomentar los hábitos de autocuidado.

El sentido del tacto puede calmarse dándose un masaje, sumergiéndose en un baño caliente, nadando, remojando los pies, envolviéndose en una manta acogedora, poniéndose una compresa fría en la frente, acurrucándose con un amante, abrazando a alguien que le guste, poniéndose loción en el cuerpo, jugando con un animal y estirándose.

El sentido del gusto se puede calmar dando un sorbo a tu té de hierbas favorito, masticando un chicle, comiendo tu comida nutritiva favorita con atención, chupando lentamente un caramelo duro.

El sentido del olfato puede calmarse respirando profundamente "con el vientre", encendiendo una vela aromática, utilizando un difusor de aceites esenciales, comprando tus flores favoritas, utilizando tu jabón, champú, loción o perfume favoritos.

El sentido de la vista puede calmarse leyendo un libro, observando las nubes, encendiendo una vela y observando la llama, una hermosa flor, observando el amanecer/la puesta de sol, mirando las fotos de un ser querido, de unas vacaciones pasadas o de un lugar que sueñas visitar.

El sentido del sonido puede calmarse escuchando música edificante, tarareando o cantando para ti mismo, tocando un instrumento musical, quedándote quieto y escuchando los sonidos de la naturaleza que te rodea, diciéndote afirmaciones positivas o dándote ánimos a ti mismo.

Ahora te invito a hacer una lista que formará parte de tu kit de angustia para ayudarte cuando tus emociones intenten secuestrar tu cerebro.

¿FUNCIONARÁ TODO ESTO?

Ser capaz de conectarse a tierra es tan importante ahora como cuando eras un niño. La única diferencia es que cuando eras un bebé tenías que depender de otra persona, mientras que ahora tienes que asumir toda la responsabilidad. Cuanto más aprendas a conectarte a tierra y a mantener la calma ante el caos o una experiencia emocional perturbadora, más resistente y mentalmente sano serás ahora y en el futuro. No se trata sólo de curar tu estado ahora. Se trata de darte las herramientas que puedes seguir utilizando durante el resto de tu vida para evitar cualquier recaída.

Debo recordarte que no todas las técnicas de enraizamiento funcionarán. Diferentes personalidades encontrarán que algunos métodos funcionan mejor que otros. Lo que he compartido aquí es sólo un puñado. Por lo tanto, si experimentas con estos métodos durante mucho tiempo sin éxito, sigue buscando y probando otros nuevos hasta que encuentres el más adecuado.

QUÉ HACER SI NINGUNA DE ESTAS TÉCNICAS FUNCIONA:

Lo peor que puedes hacer es entrar en pánico, frustrarte o caer en una autoconversión negativa, pensando que algo va mal. Hay mucha información en Internet con docenas de ideas compartidas. Sigue investigando, y consulta también mi página de recursos al final de este libro para obtener más orientación sobre dónde encontrar otras técnicas de conexión a tierra.

Enraizarse siempre funcionará, y es un gran enfoque para gestionar tus emociones a largo plazo. Sólo tienes que encontrar las mejores técnicas y practicarlas el tiempo suficiente.

SECCIÓN III: Y AHORA QUÉ: CÓMO DAR LOS SIGUIENTES PASOS PARA RECUPERARSE Y SANAR

12

FIJACIÓN DE OBJETIVOS: HAZLO PRÁCTICO Y SIGNIFICATIVO

Permíteme preguntarte lo siguiente. ¿Con qué frecuencia comienzas cualquier tarea con un objetivo claro y un resultado final en mente? No sé si te has dado cuenta, pero este libro está diseñado intencionadamente para que te centres más en la visión (en ese resultado final de una vida sana, feliz y exitosa), nada de lo cual puede ser posible sin una fijación de objetivos adecuada.

La fijación de objetivos se promociona como un paso esencial para tener éxito en el ámbito del desarrollo personal. Pero quiero mostrar por qué también es vital en tu proceso de curación, ya sea que elijas autocurarte, contratar a un terapeuta o combinar ambos enfoques.

¿POR QUÉ ES TAN IMPORTANTE FIJAR OBJETIVOS?

Piénsalo así. Vives en Florida y deseas conducir hasta Nueva York por primera vez en tu vida. Tienes el resultado final en mente, pero sin un mapa claro de cómo llegarás allí, podrías terminar en el lado opuesto de Estados Unidos, frustrado y sintiéndote fracasado. Lo mismo puede decirse de tu búsqueda de un nuevo estilo de vida libre de la tortura de los problemas de salud mental. Ahora tienes una visión de cómo quieres que sea tu vida dentro de un año, dos o incluso tres.

Ese es tu destino. Lo que se necesitas ahora es un plan estratégico sólido sobre cómo llegar a él. Este plan incluirá pequeños puntos de contacto o hitos que pueden ayudarte a seguir el progreso y validar que estás en el camino hacia esa gran visión. Estos son los objetivos que queremos identificar y ponerlos en primer plano. ¿Cuándo fue la última vez que te tomaste un tiempo para trazar tus objetivos de salud o cualquier otro objetivo?

¿Por qué necesito fijar objetivos?

Las investigaciones demuestran que establecer un objetivo específico nos hace más propensos a lograr las cosas que queremos. Es imprescindible establecer objetivos claros cuando buscamos hacer cambios significativos en nuestra vida. Considero que los objetivos de salud son el mejor punto de partida para ti porque es una forma de utilizar esta herramienta para convertir algo negativo en positivo y, al mismo tiempo, demostrarte a ti mismo lo poderoso que puedes ser. Al establecer un objetivo y conseguirlo, te demuestras literalmente que eres capaz de lograrlo. Y a medida que vas acumulando victorias y alcanzando un hito tras otro, tu autoestima, confianza, impulso y entusiasmo aumentan de forma natural. Si quieres que tu vida arda y vivir en un buen momento, sigue las ideas que se comparten aquí, empieza con algo pequeño, da pasos pequeños y constantes hacia tu objetivo sin distraerte ni desanimarte, y transformarás tu vida de forma permanente.

OBJETIVOS A CORTO Y LARGO PLAZO: ¿SON NECESARIOS?

Si preguntas a un público lo suficientemente amplio sobre la fijación de objetivos, saldrás confundido. Algunos jurarán en contra de la fijación de objetivos, mientras que otros no pasarían por la vida sin objetivos claros. Creo que la razón de esta división es que mucha gente se dedica a establecer objetivos de forma superficial y sin entusiasmo. Cuando creas cualquier tipo de plan, tienes que comprometerte y mantenerte concentrado hasta que lo consigas. También es necesario alcanzar metas que tengan sentido, sean aspiracionales, se transformen y se puedan medir de alguna manera. En ese sentido, establecer una meta para hacerse rico por el hecho de hacerse rico no funcionaría bien porque falla en la mayoría de los criterios que acabo de mencionar. Curarse de la depresión mayor para poder convertirse en un padre, un cónyuge, un hijo o un jefe estable y mejor es un gran caso y un objetivo poderoso.

Por eso te sugiero que identifiques tu gran objetivo, que es el plan a más largo plazo que hará realidad tu visión, así como los objetivos a corto plazo que te llevan a la consecución de ese gran objetivo. Por ejemplo, has luchado contra la depresión toda tu vida y ahora luchas contra el impacto negativo que tiene en tu nueva relación y en tu trabajo actual. A pesar de todos tus intentos por contenerla, las cosas se te van de las manos y necesitas una nueva vida. Estás harto de ser esclavo de las emociones, la economía, etc., y de estar siempre a merced del próximo terapeuta, así que tu gran objetivo es curarte al 100% de la depresión y de la tendencia a las recaídas. Es un objetivo noble para ti mismo, para tu familia y para los de tu círculo de influencia. Pero, ¿cómo se llega realmente a esa meta? Identificando todos los mini objetivos a corto plazo que pueden permitirte avanzar hacia ese gran objetivo de ser un marido sano y exitoso para que finalmente puedas formar tu propia familia. Los objetivos a corto plazo serían, por ejemplo, leer libros sobre autocuración (algo que ya estás haciendo, así que enhorabuena por dar ese primer paso), empezar a hacer ejercicio cinco veces a la semana durante media hora, reducir mi consumo de cafeína a una taza de café por la mañana, dejar de beber cervezas todas las noches, etc. Creo que estás captando la esencia de cómo funciona esto. Así pues, vamos a esbozar algunas estrategias que puedes aplicar al trazar tus objetivos a corto y largo plazo.

ESTRATEGIAS PARA FIJAR OBJETIVOS

Reflexionemos sobre algunas cuestiones fundamentales: ¿De qué manera quieres mejorar tu salud mental, emocional y física? ¿Qué malos hábitos estás dispuesto a cambiar? ¿Qué desea mejorar de sus relaciones? ¿Qué habilidades quieres aprender? ¿Hay otras cosas que hayas pensado cambiar en tu vida profesional, social o financiera que creas que te ayudarán a manifestar tu estilo de vida ideal?

Una vez que tengas unas cuantas cosas en mente, elige la que te parezca más apremiante y que esté directamente alineada con esa visión de tu nueva vida y utiliza las preguntas que aparecen a continuación para afinar lo que te haya venido a la mente. Te recomiendo que anotes todo esto en un lugar privado y de fácil acceso.

#1: Anota todas las ideas candentes que te hayan venido a la mente al leer las preguntas de reflexión anteriores. No te preocupes por ordenarlas en importancia, sólo ponlas en el papel.

#2: Toma lo que escribiste y ordénalo en importancia, buscando la que enciende un fuego interior y te hace querer pasar a la acción ahora.

#3: Comprueba si las has escrito de forma que te parezcan reales y alcanzables. Además, asegúrate de que las afirmaciones sean positivas, es decir, que se trate de lo que quieres más, no de lo que no quieres. Por ejemplo, si vas a curarte de los trastornos de ansiedad, en lugar de afirmar: "Quiero estar menos ansioso", podrías decir: "Quiero estar más relajado, tranquilo y con la mente más clara". ¿Ves lo que quiero decir?

Por cierto, no pasa nada si te cuesta encontrar lo que quieres al empezar este ejercicio. Si sientes que no sabes lo que quieres establecer como objetivo, empieza por hacer un sencillo ejercicio llamado claridad a través del contraste. En este proceso, coge un trozo de papel A4 y divídelo por la mitad. En un lado, ponle la etiqueta "Lo que no quiero" y en el otro, "Lo que quiero". Empieza por anotar todo lo que no quieres. Una vez hecho esto, pasa al otro lado del papel y busca el antónimo u opuesto de lo que has escrito. Redáctalo de forma que te haga sentir bien. Ahora transfiere los nuevos deseos deseados a tu diario y continúa con el paso #3. Tritura o quema el papel A4. Ya no tienes que preocuparte por lo que no quieres.

#4: Afina tus deseos y objetivos de forma más específica. Por ejemplo, si tienes como objetivo principal "ser más feliz", intenta desafiar esa afirmación hasta conseguir algo más específico. ¿Cómo se siente y se ve la felicidad para ti, y qué acciones o comportamientos indicarían que realmente te estás convirtiendo en una persona más feliz?

Una vez que hayas terminado con esto, es el momento de pasar a la acción de forma masiva para alcanzar tus objetivos. Lo hacemos a través de un plan de acción detallado. Esto incluye escribir cómo vas a medir el progreso, el plazo que te das a ti mismo y cualquier otro detalle esencial. Por ejemplo, si te das cuenta de que tu objetivo actual debe dividirse en pasos aún más pequeños, aquí es donde debes planificarlo. Sugiero que los objetivos tengan una duración de 90 días o menos para que puedas seguir fácilmente el progreso y sientas que te estás moviendo en la dirección de tu visión cuando lo revises cada noventa días más o menos. Ese tipo de objetivo puede requerir mini hitos divididos en microobjetivos semanales. También es una buena forma de mantenerse en el camino. Sólo asegúrate de especificar lo que esperas de ti mismo en una semana y trata de que no sea un obstáculo demasiado grande. Ahora que has dividido los objetivos en micrometas, ¿cuáles son los siguientes pasos lógicos que puedes dar hoy? Recuerda que deben ser pasos de bebé. Piensa en tres cosas que podrías hacer ahora mismo para avanzar hacia ese objetivo de 90 días, que en última instancia te llevará a tu nuevo estilo de vida dentro de un año. Otras cosas a tener en cuenta son tener una declaración de visión escrita en algún lugar visible para poder verla a diario. También te sugiero que escribas tus objetivos cada mañana para que puedas pasar tiempo inmerso en este nuevo impulso que se está construyendo al comienzo de tu día. Por último, pero no por ello menos importante, empieza a elaborar una pequeña lista de los recursos y personas que te gustaría tener como apoyo a lo largo del camino.

CONSIGUE TU OBJETIVO SIENDO SMART

Antes de continuar, quería compartir otro método popular para establecer objetivos que puedes utilizar si prefieres un enfoque más estructurado. Se llama la técnica SMART. En la terapia cognitivo-conductual, a menudo se promueven los objetivos SMART (específicos, medibles, alcanzables, realistas y enmarcados en el tiempo). Por supuesto, este método puede no funcionar para todo el mundo, pero si le suena, aquí tiene cómo hacerlo bien.

S: Específico (specific) significa que tienes que fijarte un objetivo concreto. Si has contratado a un terapeuta, puede ayudarte a guiarte en esto. En esencia, debes asegurarte de que el objetivo es lo más específico posible.

M: Mensurable significa que puedes hacer un seguimiento del progreso diario, semanal o mensual para saber si estás en el camino correcto y qué está funcionando. Cuanto más específico seas con tus objetivos, más fácil será hacer un seguimiento y medirlos.

A: Alcanzable significa simplemente que tienes que sentir que eres capaz de hacerlo. Y esto puede ser complicado porque, a menudo, luchar contra los problemas de salud mental durante largos periodos nos hace sentirnos derrotados e incapaces de hacer algo digno de elogio. Solemos bajar demasiado nuestro nivel de exigencia, lo que nos lleva a un ciclo de baja autoestima, que es venenoso durante este proceso.

Así que, aunque te advierto de que no te hagas ilusiones, también quiero desafiarte a que tus objetivos sean lo suficientemente grandes como para que te emocionen. Sabrás que es lo correcto cuando te sientas un poco emocionado y un poco asustado al mismo tiempo.

R: Realista significa elegir un objetivo que sea posible. Por ejemplo, pasar de una gran depresión al 100% en una semana es muy poco realista. Ten en cuenta el plazo, la plausibilidad y tu capacidad para comprometerte con el fin mientras estableces los detalles del objetivo.

T: El marco temporal implica establecer una cantidad precisa de tiempo que dedicarás a este proceso de alcanzar tu objetivo. La mayoría de las personas suelen subestimar el tiempo que necesitan para llegar a su destino, lo que les lleva al desánimo y al fracaso. Cuando decida cuánto tiempo se dará a sí mismo, recuerde que debe ser una línea de guía, no un factor determinante. Si te fijas 90 días para completar el objetivo y, después de ese tiempo, sigues en ello, que así sea. Continúe con el mismo entusiasmo y determinación que cuando empezó. Si has hecho todo lo que se indica en este capítulo sobre la fijación de objetivos, el éxito es inevitable siempre que no te detengas en el camino.

13

POR QUÉ EL SEGUIMIENTO Y LAS AUTOEVALUACIONES SON IMPORTANTES EN TU CAMINO DE CURACIÓN

Has aprendido sobre el establecimiento de objetivos SMART y la importancia de medir tu progreso independientemente del objetivo que tengas en mente. Quiero enfatizar esta idea de seguir y medir el progreso específico de tu curación y recuperación. Como sabemos, las cosas a menudo se sienten estancadas, lo que hace que muchas personas abandonen su tratamiento. Una de las principales razones por las que las personas abandonan su tratamiento es que piensan que no está mejorando su condición, ya sea la ansiedad o la depresión. Esta es una sensación que puedes evitar si empiezas a hacer un seguimiento y una autoevaluación.

SEGUIMIENTO Y AUTOEVALUACIÓN, LO NECESITAS

La autoevaluación es el proceso de observar, analizar y determinar sistemáticamente el valor de tus acciones y resultados consecuentes para estabilizarlo y mejorarlo. Aunque puede aplicarse a muchos aspectos diferentes de tu vida, utilizar este procedimiento en tu terapia puede ayudarte a gestionarla mejor y a mantenerte en el camino mientras eres testigo de tus progresos. También ayuda a mantenerte responsable para que puedas seguir trabajando en ti mismo y completar las tareas asignadas si te sometes a TCC, TDC o TCA con un profesional de la salud. El propósito principal y la razón por la que necesitas esto es destacar las victorias, los logros y el buen trabajo que estás haciendo. Tienes que estar orgulloso de lo que estás logrando semana a semana mientras construyes tu nuevo estilo de vida. El seguimiento y la autoevaluación son beneficiosos para las personas que tienen una tendencia al pensamiento racional o analítico, a diferencia de las que son del tipo cuantificador. Por lo tanto, saber más sobre tu personalidad ayuda mucho. Al hacer un seguimiento de tu tratamiento, tanto tú como tu terapeuta pueden tener una línea de base que se puede utilizar cuando las cosas se desvían.

¿Cómo puede ayudarme en mi viaje de curación?

La terapia es a menudo como tratar de ordenar y completar un complejo rompecabezas que llevas. Hay muchos enfoques que tú y tu terapeuta pueden aplicar en función de lo que se sienta bien para ambos. Una vez identificado el resultado final, ¿cómo se llega a él? Y lo que es mejor, ¿cómo mostrar pruebas de que te estás acercando a ese destino elegido? Con una herramienta de seguimiento, puedes establecer tanto dónde estás como a dónde quieres llegar. Disponer de un sistema de análisis de síntomas podría ayudar a evitar que tú y tu terapeuta os sintáis estancados, y podría reducir sustancialmente la ambigüedad. La mayoría de los terapeutas tendrán su propia lista de control, herramienta de evaluación o incluso una aplicación móvil que podrías utilizar, pero incluso si no estás trabajando con un terapeuta, puedes desarrollar un método de seguimiento del progreso.

LAS DIFERENTES FORMAS DE SEGUIR MI CAMINO

El enfoque más habitual es un plan de servicio por escrito con las metas y objetivos que hayas identificado. Tu terapeuta puede determinar el progreso basándose en la consecución de los objetivos con actualizaciones trimestrales de los mismos. También puede combinar el plan de tratamiento con escalas de valoración y otras evaluaciones breves y estandarizadas para hacer un seguimiento de los síntomas a lo largo del tiempo. Algunos terapeutas están más avanzados tecnológicamente, por lo que disponen de aplicaciones móviles que realizan un seguimiento diario de los síntomas y elaboran informes para ti, así como algunas evaluaciones estandarizadas que te ayudan a saber cómo te va.

Supongamos que también sientes la necesidad de hacer un seguimiento de los hábitos que promueven la curación, como el ejercicio, la meditación, el sueño, etc. En ese caso, podrías utilizar además aplicaciones móviles que te proporcionen informes diarios, semanales y mensuales sobre tus progresos. Hay otras formas de controlar tus progresos, como por ejemplo:

Llevar un diario personal: Para que esto funcione, tienes que hacerlo a largo plazo y crear una rutina constante. Por ejemplo, puedes dedicar cinco minutos cada mañana a escribir cómo te sientes. Si es al principio del día, escribe cómo esperas que vaya el día y si es al final, escribe lo que ha funcionado y lo que te hace sentir bien. Hazlo durante al menos 12 meses y tendrás recursos poderosos que te ayudarán a ver lo lejos que has llegado, sobre todo en los días en los que te sientes más vulnerable.

Revisiones de 12 horas: Piensa en cualquier modo de comunicación que te guste (escritura, voz, vídeo, etc.) y comprométete a grabar algo breve cada 12 horas para ponerte al día sobre cómo te sientes. Si ves que te despiertas continuamente en mitad de la noche con ansiedad, grábatelo. Esto te permitirá ser consciente de los desencadenantes, los patrones y las cosas en tu vida que están promoviendo o dificultando tu recuperación.

MÉTODOS DE AUTOEVALUACIÓN QUE EVITAN LOS SESGOS

Si vas a crear tus propias herramientas de autoevaluación y seguimiento del progreso, asegúrate de que no haya lugar para los prejuicios. No te quedes corto en tu recuperación si te dejas un poco de margen. Las herramientas y los métodos que utilices deben ser fáciles de seguir, equilibrados y concisos. Por lo tanto, procura que sean sencillos, justos con tu situación actual y significativos. Incluso puedes empezar probando herramientas y prácticas de evaluación a gran escala ya existentes y utilizar las mejores para inspirar las tuyas. La autoevaluación debe empoderarte, no desinflar tu autoestima, así que tanto si estableces la tuya como si trabajas con una estandarizada de un terapeuta, utiliza herramientas que sigan siendo objetivas y orientadas al progreso.

14

EN TERAPIA: ¿DEBO HACERLA?

Aunque este libro se centra en un enfoque de autocuración, debemos reconocer que la psicoterapia que se discute, es decir, la TCC, la TDC y la TCA, requiere tradicionalmente un terapeuta. No hay que restarle importancia a la lectura de libros como el mío y a hacer todo lo posible por practicar el autocuidado. Muchos se han curado por sí mismos de fobias, ansiedad y trastornos alimentarios sin acudir a un terapeuta. Aun así, en la mayoría de los casos, si crees que tu condición es bastante grave, vas a necesitar una combinación de procesos para mejorar.

Por lo tanto, debemos analizar al menos los beneficios de contratar a un terapeuta y participar en un régimen de tratamiento más convencional mientras aprendes a autocurarte. Inscribirse en un programa con un terapeuta no contradice lo que se comparte en este libro, y ciertamente no te hace menos responsable de tu curación. Te ofrece un espacio seguro y un compañero de confianza con el que puedes trabajar y mantenerte responsable durante este proceso. Pero mucha gente sigue luchando con la idea de "¿realmente necesito terapia?". Después de todo, ¿cuántas veces has oído a alguien criticar a los terapeutas y lo horrible que es la terapia? Entonces, ¿realmente funciona?

LA TERAPIA: ¿PARA QUÉ SIRVE?

Aunque no estoy convencido de que todas las personas que sufren problemas de salud mental necesiten un terapeuta, creo que la mayoría sí. A la mayoría de nosotros nos vendría bien un poco de apoyo adicional, por muy buenas que sean nuestras estrategias de afrontamiento o por muy grande que sea nuestro kit de angustia.

Hacer frente a nuestros propios pensamientos, sentimientos y comportamientos no siempre es fácil, así que antes de que descartes esta idea, escúchame. Las investigaciones han demostrado que verbalizar los sentimientos puede tener un importante efecto terapéutico en el cerebro. Algunos podrían pensar que esto te hace débil o que te vas a sentir como un cobarde, pero eso no podría estar más lejos de la realidad.

Hace poco leí un artículo de un tipo que contaba que había dejado a su terapeuta como fantasma y que unas semanas después empezó a arrepentirse de la decisión porque las cosas empeoraron. Su principal conflicto era que pensaba que le hacía parecer débil ante sus amigos (como si hubiera algo malo en él), y ese conflicto le hacía difícil cumplir el acuerdo con su terapeuta. Desgraciadamente, sólo se dio cuenta a posteriori de que era mejor tener ese tipo de estructura de apoyo en su vida. Es bastante triste que nuestra sociedad siga percibiendo la terapia como algo negativo y, con suerte, sus amigos son lo suficientemente inteligentes como para ver que el hecho de que busque ayuda demuestra que está sano.

He llegado a ver la psicoterapia como una herramienta valiosa que puede ayudarnos a convertirnos en individuos exitosos, sanos y felices. Todos los enfoques que has aprendido en este libro pueden clasificarse a grandes rasgos como "terapia de conversación", que creo que es la mejor cuando se combina con la autocuración. El truco, sin embargo, es encontrar a alguien con quien conectes. Alguien en quien creas que puedes confiar. Son muchos los beneficios de optar por la ayuda profesional, entre otros:

- Obtienes una perspectiva totalmente nueva de ti mismo y de quién eres.
- Te da una comprensión diferente de los demás y de tu entorno.
- Al compartir lo que te pasa por dentro en un entorno seguro y libre de juicios, empiezas a liberar esas fuertes emociones negativas.
- Te ayuda a lidiar con las futuras bolas curvas y los desafíos que la vida te lanzará.
- Obtienes la validación de que no estás loco o roto y que puedes arreglar cualquier problema que te haya estado aquejando.
- También se trata cualquier trauma físico y otras dolencias físicas relacionada.
- Los efectos positivos de la conversación con el terapeuta se

interiorizan, de modo que la autoterapia continúa donde la terapia real te deja.

- Estar en terapia te ayuda a mejorar tus habilidades de comunicación.
- Te sientes capacitado y apoyado para tomar decisiones saludables.
- La terapia te hace sentir empoderado.

¿CUÁNDO DEBO IR A TERAPIA?

La respuesta sencilla es que deberías considerar la posibilidad de buscar ayuda profesional si tienes dificultades emocionales, si eres incapaz de funcionar con normalidad en tus tareas diarias o cuando empiezas a tener problemas de salud mental. No creo que nadie pueda decirte realmente que "necesitas" terapia, pero si experimentas los siguientes signos, te animo a que acudas a un profesional.

#1. Tu rendimiento es significativamente bajo, ya sea en el trabajo o en la escuela.

#2. Tu sueño se ve drásticamente interrumpido. O bien sufres de insomnio o de fatiga y sólo quieres quedarte en la cama todo el día.

#3. Tu apetito y tus hábitos alimenticios están fuera de control. Es posible que comas por estrés y utilices la comida para calmar tus emociones, o puede llegar al otro extremo en el que apenas comas y acabes matando de hambre a tu cuerpo.

#4. Te has convertido en un recluso y tienes dificultades para mantener cualquier relación significativa. Podrías encontrarte a menudo en conflicto con los demás o ser incapaz de comunicarte eficazmente.

#5. Las cosas que solías disfrutar ahora se sienten como una gran carga. Hay un vacío interior que no desaparece.

#6. Te estás volviendo dependiente o incluso adicto al alcohol o a otra sustancia, o tal vez uses el sexo como mecanismo de afrontamiento.

#7. Ira, rabia o resentimiento desproporcionados. Especialmente los que se repiten y se salen de control incluso con cosas triviales.

#8. Pensamientos intrusivos que parecen secuestrar tu mente con frecuencia.

#9. Problemas de salud física. Si tu salud ha bajado considerablemente, podría ser un signo de problemas mentales subyacentes.

#10. La desesperanza e incluso los pensamientos suicidas deberían ser una gran alarma de que necesitas ayuda profesional.

QUÉ HACE QUE UN TERAPEUTA SEA BUENO: CÓMO ELEGIR EL ADECUADO

Una enorme cantidad de investigaciones demuestra que la curación de un paciente está influenciada por la relación terapeuta-paciente. Eso significa que la elección de tu terapeuta no debe ser apresurada ni superficial. Debes encontrar al terapeuta adecuado para ti. El hecho de que un amigo te diga que recurras a su terapeuta no significa que vaya a funcionar. Entonces, ¿cómo encontrar un buen terapeuta?

El primer lugar por el que yo empezaría es preguntando a personas que conoces y en las que confías. Esto te da un punto de partida fácil y muchas opciones para llevar a cabo una entrevista exhaustiva.

Si tienes un médico de familia, también sería una buena fuente. Si no dispone de ninguna de estas opciones, mi segunda sugerencia sería acudir a Internet.

Realiza una investigación exhaustiva para encontrar los mejores psico-terapeutas recomendados en tu zona especializados en lo que crees que necesitas ayuda. Por ejemplo, si después del autodiagnóstico que reali-zamos anteriormente en este libro te das cuenta de que sufres una depresión grave, podrías buscar a los mejores profesionales de la salud mental especializados en ello. También hay sitios web de organiza-ciones nacionales de profesionales de la salud mental, como la Asocia-ción Americana de Psicología, que pueden ayudarte a encontrar un terapeuta cerca de ti.

¿Cómo es un buen terapeuta?

Dependiendo de tu personalidad y tus preferencias, tus criterios pueden diferir de los míos, así que déjate llevar por tus valores y por lo que te importa. Pero he aquí algunos fundamentos que creo que se aplican a todos los casos.

1. Busca un terapeuta con las cualificaciones adecuadas y alguien que tenga experiencia con tu problema específico. Los terapeutas suelen adjuntar un montón de iniciales ambiguas a sus nombres, lo que puede resultar muy confuso. Aquí tienes algunos términos con los que debes familiarizarte.

- PsyD significa Doctor en Psicología.
- LMHC son las siglas de Licensed Mental Health Counselor (consejero de salud mental con licencia).
- LPC son las siglas de Licensed Professional Counselor.
- NCC son las siglas de National Certified Counselor.
- LCSW significa "Licensed Clinical Social Worker" (trabajador social clínico con licencia).
- LMFT son las siglas de Licensed Marriage and Family Therapist (Terapeuta Matrimonial y Familiar).
- LCDC son las siglas de Licensed Chemical Dependency Counselor.
- MD significa Doctor en Medicina.

2. Elige un terapeuta que lleve suficiente tiempo ejerciendo en el campo. Creo que diez años es lo ideal.

3. Asegúrate de que el terapeuta tiene buena reputación y sigue unas directrices y un código ético. Deben estar autorizados (registrados) en el estado o territorio en el que ejercen. Puedes investigar para asegurarte de que han pasado el examen de licencia y la comprobación de antecedentes.

4. Un buen terapeuta también mantendrá créditos de formación continua y se mantendrá al tanto de las últimas investigaciones relacionadas con el problema específico para el que necesitas ayuda. Por lo tanto, pida una biografía profesional si le ayuda a conocer mejor a la persona y su experiencia en el campo.

5. Procura elegir a alguien que muestre calidez, autenticidad y empatía. Normalmente, un terapeuta está dispuesto a una breve consulta por teléfono como "entrevista". Esta es una excelente oportunidad para verificar su carácter y ver si son una buena pareja.

Deberías sentirte libre de entrevistar a tantos terapeutas como quieras antes de decidir con quién trabajar. La mejor opción debe ser alguien con quien te sientas cómodo, así que ten en cuenta lo que prefieres en términos de género, grupo de edad, religión o valores. No es necesario contratar a alguien con cincuenta años de experiencia si no soportas hablar con personas mayores y, desde luego, no es necesario entrevistar a terapeutas masculinos si tu religión no te permite hablar abiertamente con miembros del sexo opuesto. Así que lo que digo es que seas sensata en tu elección y confíes en tu instinto. Durante la entrevista, querrás aprovechar al máximo ese tiempo para poder salir sintiéndote informada y preparada para tomar una decisión. Puedes adaptar las siguientes preguntas para hacérselas a tu terapeuta.

- ¿Cuánto tiempo lleva ejerciendo?
- ¿Ha visto a muchos clientes con preocupaciones similares a las mías?
- ¿Cuándo fue la última vez que trató a alguien con un problema similar al mío?
- Mi problema es [inserta el tuyo]. ¿Cómo lo trataría?
- ¿Tiende a dirigir la sesión o a seguir mi ejemplo?
- ¿Cuáles son sus puntos fuertes como terapeuta?

QUÉ ESPERAR DURANTE UNA SESIÓN DE TERAPIA

La primera cita no suele ser como las sesiones de seguimiento, ya que es la primera sesión de "admisión" en la que os presentáis formalmente y resolvéis la logística de este nuevo acuerdo. El terapeuta te explicará cómo funciona la terapia y te proporcionará algunos formularios para que los rellenes. Hablaréis de la confidencialidad y de cómo serán el resto de las sesiones. Si ya tienes información sobre los pagos, se concluirán aquí en esta primera sesión, o puede que sea cuando te asesoren sobre el aspecto financiero y cómo proceder con los pagos.

Una vez que la logística esté fuera del camino, se te animará a compartir tus problemas, los síntomas que estás experimentando, los objetivos que tienes en mente, etc. Eso abrirá la conversación en torno a tu historial médico, la infancia, los antecedentes familiares o cualquier tratamiento de salud mental del pasado. Tener esta información dará al terapeuta una visión general y le ayudará a entender por dónde empezar. Si la reunión tiene lugar en línea, este proceso puede variar, por lo que hay que entender que éste es sólo el enfoque estandarizado. Otro factor que hay que tener en cuenta es que la forma de pagar la factura influirá en esta primera reunión en la mayoría de los casos. Por ejemplo, las personas que pagan a través de una compañía de seguros pasarán primero por una evaluación realizada por el terapeuta para identificar si cumplen los criterios de un diagnóstico de salud mental (por ejemplo, depresión). Por lo tanto, si pagas en efectivo, es probable que tengas una experiencia diferente. Aprovecha esta primera sesión para hacer todas las preguntas que necesites para establecer esa compenetración y sentirte seguro de haber hecho la elección correcta. Aclara la naturaleza de vuestra relación y establece una línea de base sobre cómo funcionarán las cosas entre vosotros y la frecuencia de vuestras reuniones, y cómo haréis un seguimiento y mediréis los progresos.

¿Cómo sé si funciona?

Incluso después de pasar por el desalentador proceso de entrevistar y buscar la mejor opción para ti, eso no significa que vayas a ver una diferencia de la noche a la mañana. La terapia requiere compromiso, tiempo y paciencia de tu parte. La mitad de las veces, no será evidente para ti que algo está mejorando.

Recuerdo cuando un amigo mío dijo: "Me gusta mi terapeuta, pero no tengo ni idea de lo que quiere decir cuando afirma que estoy progresando porque, para mí, sigue pareciendo que estoy justo donde estaba hace tres meses". Así que le pedí que revisara su diario privado en el que había estado registrando sus hábitos cada día. Descubrimos que empezaba el proceso anotando cada mañana: "Odio mi vida. No quiero salir de la cama. Desearía no tener que ir a trabajar". Poco a poco, esas frases matutinas empezaron a cambiar. El registro matutino más reciente decía: "Hoy me siento muy vulnerable, pero creo que estaré bien. Estoy deseando que llegue mi hora de tenis con Jim esta tarde. Lo aplastaré hoy". Puede que no sea la vida ideal que desea mi amigo, pero teniendo en cuenta dónde estaba hace 12 semanas, diría que su terapeuta da en el clavo.

La terapia no funciona como los medicamentos o las drogas. No hay una gratificación instantánea. Es un proceso, lo cual es bueno porque resuelve problemas profundos y transforma permanentemente al individuo si se hace de la manera correcta.

Así que, si estás luchando con esto o te preguntas cómo sabrás que funciona, te animo a que mantengas la visión a largo plazo y hagas lo que he recomendado varias veces: haz un seguimiento y mide. Utiliza el método de fijación de objetivos SMART y deja que tu terapeuta te ayude a establecer los grandes y micro hitos que pueden ayudarte a mantenerte animado y saber que está funcionando. Aunque la terapia es un proceso subjetivo, puedes encontrar formas de medir tu progreso. Si tienes un buen terapeuta, debería ser capaz de crear hitos y objetivos que sigan evolucionando y ajustándose a medida que avanzas en el tratamiento.

En última instancia, la medición del éxito de la terapia se reduce a notar la diferencia en tus pensamientos, sentimientos y comportamiento. ¿Mejoran los síntomas? ¿Controlas tus emociones un poco mejor que antes? ¿Te siente más consciente y capaz de dirigir tu atención y tus emociones?

Si acudiste a terapia porque tenías problemas de ansiedad, ¿han disminuido en intensidad? ¿Eres capaz de realizar tus actividades cotidianas sin que te secuestren los ataques de pánico? ¿Tiene más noches en las que puede dormir tranquilamente sin esos ataques de pánico en mitad de la noche? ¿Duerme mejor?

También puedes utilizar una herramienta como el Cuestionario de Salud del Paciente (PHQ9), que te permite controlar tus síntomas. Si tienes tu propia aplicación o te gusta llevar un diario, como a mi amigo, podría ser una buena forma de seguir el progreso. Ten en cuenta que no será una experiencia lineal. Algunas semanas seguirán siendo difíciles. Los descensos o mesetas que puedas presenciar mientras realizas el seguimiento no implican que no esté funcionando. Por eso insisto en mantener la visión a largo plazo. Utiliza el ejercicio de visión que hemos realizado y mantén tus ojos en esa visión de uno, dos o tres años. Preocúpate menos por los bajones temporales del día a día y obséquiale más esa visión a largo plazo. Por encima de todo, aprende a confiar en que funcionará porque has decidido que debe funcionar.

15

AVANZAR A VECES SIGNIFICA DAR UNOS PASOS ATRÁS

L a recuperación y la curación permanente, o al menos un estilo de vida plenamente activo, es lo que todos deseamos. El viaje hacia ese estado vendrá acompañado de algunos obstáculos para los que hay que prepararse para evitar el abandono prematuro del tratamiento. Esta última sección te preparará para los aspectos de los que pocos están dispuestos a hablar: los contratiempos.

Tanto si estás en las primeras fases de tu tratamiento como si ya lo has completado y estás disfrutando de un nuevo estado de salud mental sólido, los contratiempos no deben agotarte. Sí, es desalentador cuando ocurren, especialmente si pensabas que por fin habías superado esa tendencia a la recaída. Pero la cuestión es la siguiente. Todos experimentamos algún tipo de contratiempo, ya sea menor o mayor, en algún momento de nuestras vidas. E incluso las personas que no padecen trastornos mentales sufren contratiempos cuando persiguen el estilo de vida de sus sueños. Espero que la información de este capítulo te resulte especialmente alentadora para que puedas tenerla como recordatorio la próxima vez que te encuentres deprimido o a punto de caer en ese pozo de desesperación.

El mejor punto de partida para prepararse para un contratiempo es comprender qué es y por qué puede aparecer.

CONTRATIEMPOS Y RECAÍDAS: ¿QUÉ PASA CON ELLOS?

Un retroceso puede definirse como un momento o período en el que parece desviarse o "retroceder", obstaculizando tu resultado deseado de estar completamente sano y curado. Por ejemplo, si sufres de trastornos de ansiedad y pasas un año sin ningún ataque de pánico, luego un día una situación desencadena tu ansiedad, y entras en un ataque de pánico masivo, eso podría considerarse un retroceso.

Como muchos de nosotros sabemos, una recaída es ese ciclo recurrente de mejorar y luego volver a caer en el mismo problema (en mi caso, era la depresión). En el caso de las enfermedades mentales, cuando se controla la afección, las cosas pueden ir muy bien y uno puede sentirse fuerte y normal de nuevo, sólo para recaer en cuanto un acontecimiento importante le pone en condiciones de gran estrés. En mi experiencia, cada vez que tuve una recaída resultó ser peor que el episodio anterior. La verdadera curación no puede centrarse únicamente en la recuperación de tu enfermedad; también debe centrarse en la prevención de las recaídas.

¿Por qué los tenemos?

A veces pueden producirse contratiempos y recaídas porque se cambia la medicación o se deja de tomar repentinamente un determinado fármaco. Por eso siempre debes consultar a tu psiquiatra antes de hacer cualquier cambio en las prescripciones. En otros casos, puede estar causado por un desencadenante externo que te estresa más allá de tu capacidad para gestionar tus pensamientos y emociones. Por ejemplo, Lucy compartió su historia con nuestra comunidad online sobre cómo se desanimó por su revés no hace mucho tiempo. Lucy había estado luchando con graves trastornos de ansiedad desde los trece años. Sus padres la habían llevado a varios psiquiatras y, con el tiempo, parecía estar bajo control. Un día, mientras conducía por la autopista, se sintió mareada y, como estaba enferma con una infección crónica de los senos nasales, empezó a sentir pánico de inmediato. Pensó que se desmayaría y que su coche se saldría de la carretera. De algún modo, pudo salir de la autopista, frenar en el arcén a unos kilómetros de su casa y llamar a su madre para que la llevara al hospital. Después de eso, a Lucy le resultó imposible volver a conducir. Cada vez que lo intentaba, los pensamientos la perseguían. Miraba el espejo retrovisor y se imaginaba que los coches se estrellaban contra ella, lo que la asustaba y mareaba mucho. Los sentimientos de desconexión la abrumaban y acababan convirtiéndose en un ataque de pánico en toda regla. No pasó mucho tiempo antes de que evitara todas las autopistas. Por supuesto, se dio cuenta de que esto no era sostenible, especialmente si quería mantener su nuevo trabajo, así que buscó ayuda. Quería superar su ansiedad de una vez por todas, pero lo que es más importante, quería dejar de vivir con el miedo a tener otro episodio.

La mayoría de nosotros puede identificarse con la historia de Lucy, pero lo más importante es que tener un contratiempo como el de ella no significa que haya algo malo en ti. Lo único que debes hacer es liberarte de ese miedo a tener una recaída porque eso te mantiene como rehén y dificulta la recuperación total.

¿A qué me refiero?

Hay muchas maneras de enfocar esto. Podrías entretenerte con los pensamientos negativos que te dicen que esto no funciona o que has metido la pata. Pero eso no será útil ni saludable. Entiende que la recuperación implica tener días en los que vuelves a caer en pensamientos irracionales, emociones negativas e incluso hábitos que sabes que ya no son buenos para ti. Por ejemplo, si durante tu tratamiento tienes una racha de días en los que te levantas y no sientes que la vida no tiene remedio y consigues levantarte de la cama y presentarte al trabajo a tiempo, entonces sí, estás progresando. Pero supongamos que, al cabo de unas semanas, te levantas y la depresión se apodera de ti de inmediato, haciendo imposible que salgas de la cama. ¿Es eso un fracaso? Por supuesto que no.

No estás atrapado en ese estado. Es sólo el viejo estado que sigue intentando luchar por tu atención. En lugar de asumir que has fracasado, y que el tratamiento nunca funcionará, ¿qué tal si te tranquilizas hasta llegar a un estado de mejores sentimientos? Crea algunos pensamientos puente que te ayuden a seguir afrontando el día. Por ejemplo, podrías decirte a ti mismo: *"Hoy va a ser un día malo para mí, pero no pasa nada. Sé cómo se siente un buen día, y está bien que hoy pueda tomarme las cosas con calma y ritmo. Me tomaré una hora cada vez y me centraré en salir de la cama y prepararme un té de hierbas. Sé que hoy no estoy en mi mejor momento, pero al menos lo estoy intentando. Lo tengo".*

¿PUEDO EVITARLO?

Los viejos hábitos son difíciles de erradicar. No va a haber una manera fácil de lidiar con una recaída una vez que sucede. Pero la cuestión es la siguiente. Es poco probable que experimentes una recaída en un futuro próximo, así que tienes que liberar ese miedo al menos durante el próximo año o dos. ¿Por qué digo esto?

El proceso de curación no se produce de la noche a la mañana. Incluso con terapia y estrategias de autocuidado para la curación, debes darle tiempo. Aunque nadie puede decirte exactamente cuánto tiempo durará tu recuperación, puedo asegurarte que lo que ocurra en los próximos seis o doce meses seguirá siendo parte del viaje de curación. Por lo tanto, si te ciñes a tus nuevos hábitos sin falta y creas una racha de seis meses sin episodios ni problemas importantes, y luego un día te despiertas y es un día de pesadilla en el que todo parece ir mal, eso no debe desanimarte. No es realmente una recaída porque sigue siendo parte de tu curación.

Habrá días en los que darás tres pasos adelante y días en los que darás dos pasos atrás. Todo esto es normal y debes aceptar este proceso. Sé compasivo contigo mismo. Date el tiempo suficiente para sanar de forma permanente. Cuanto más expectativas tengas, más fácil será evitar malinterpretar la situación y empeorar las cosas.

Sin embargo, si realmente te encuentras justo en el punto de una recaída, quiero que seas amable y cariñoso. Comprende que lo importante no es que no vuelvas a recaer o a enfermar, sino que te sientas lo suficientemente seguro como para levantarte y seguir luchando la buena batalla. Los problemas de salud mental son como grandes guerras que libramos. Nos entrenan para convertirnos en guerreros. Y como un guerrero que lucha en una guerra colosal, algunas batallas pueden derribarte. Cuando recibes un golpe, recibes un golpe, pero nunca quitas el ojo del objetivo final. Perder una batalla en el gran esquema de las cosas es manejable siempre que no te rindas. Haz las paces con esa situación y, tan pronto como puedas, empieza a levantarte.

He entrenado a mi cerebro para que vea las recaídas como una oportunidad oculta para una mayor autoexploración y crecimiento personal. En lugar de percibirme como un fracaso cuando me sorprendo desviándome del camino, me obligo a sentir curiosidad por lo que está pasando. Y en los días en los que es demasiado tarde para evitar que algunos de mis viejos comportamientos se apoderen de mí, suelo encontrar tiempo después, cuando empiezo a sentirme un poco mejor, para hacerme preguntas empoderadoras. ¿Recuerdas cuando compartí que solía preguntarme "por qué me pasa esto"? Hoy en día, ese pensamiento irracional ni siquiera aparece durante un momento de angustia. En su lugar, me hago preguntas como "¿qué he aprendido de esto?" y si fue un desencadenante en particular que se me escapó, me preguntaré "¿cómo me gustaría lidiar con ese desencadenante la próxima vez?" Esto no ha sucedido de forma automática. Los pequeños pasos de bebé que he dado a lo largo de los años, los mismos que te animo a dar a ti, me han llevado a este nuevo estilo de vida del que disfruto, y lo mismo te ocurrirá a ti. Para ayudarte a desarrollar un marco útil que pueda aliviar el miedo a una recaída, aquí están los desencadenantes más comunes de los que debes ser consciente, además de consejos sobre cómo evitar cada uno de ellos.

ESTRÉS

No es ningún secreto que el estrés encabeza la lista. Las investigaciones indican que cuando surge una situación estresante, las personas que sufren cualquier tipo de adicción tienden a desear más su sustancia o actividad adictiva. Incluso si no eres un adicto, es probable que el estrés desencadene tu trastorno mental si no lo controlas.

Qué hacer: La mejor solución es evitar las situaciones que son extremadamente estresantes hasta que aprendas a manejar tus emociones. Puede ser útil hacer una lista de los lugares, las personas y las cosas que causan un estrés excesivo en tu vida. Por ejemplo, si estás en una relación tóxica, puede ser una buena idea distanciarte o terminar esa relación para poder centrarte en tu curación. Esto forma parte del cambio de estilo de vida necesario para una recuperación completa y una mejor calidad de vida.

En algunos casos, es posible que no puedas simplemente eliminar la situación extremadamente estresante, por ejemplo, si trabajas para un jefe que te desencadena de todas las maneras equivocadas, no sugeriría necesariamente que dejes tu trabajo porque estar desempleado y perder tus beneficios de salud y tu salario podría desencadenar aún más estrés. En su lugar, recomiendo que te entrenes para gestionar mejor el estrés. Muchos maestros de desarrollo personal comparten formas naturales útiles para manejar el estrés, incluido el Dr. Deepak Chopra. Si te sientes identificado con él, te sugiero que te suscribas al blog The Chopra Well y al canal de YouTube para obtener todos los recursos gratuitos y las prácticas de meditación para gestionar el estrés. También puedes practicar la atención plena y las diversas técnicas de atención plena que has aprendido en este libro cuando estés en ese lugar estresante.

EMOCIONES NEGATIVAS Y PENSAMIENTOS IRRACIONALES

Las emociones no controladas y los pensamientos irracionales pueden desencadenar tu recaída si no actúas en cuanto te das cuenta de ellos. La cuestión es la siguiente. Por mucha terapia y mindfulness que practiques, no puedes eliminar por completo las emociones negativas de tu vida. Ninguno de nosotros puede. Las emociones negativas y desafiantes que nos incomodan forman parte de la vida de todos. Siempre habrá tristeza, oscuridad y negatividad en el mundo. Pero eso no significa que estemos a merced de todas las emociones negativas.

Qué hacer: Aprende a procesar tus emociones y a ver los sentimientos como lo que realmente son. Incluso los que son oscuros y a menudo te llevan a la desesperación no tienen poder sobre ti. Si consigues sentirte más cómodo con los sentimientos incómodos y te acercas a ellos más como un observador que como una víctima, fluirán dentro y fuera de tu experiencia con total naturalidad. Y supón que mantienes la calma durante ese periodo temporal de perturbación emocional en lugar de entrar en modo de pánico, asumiendo que es una señal de fatalidad inminente. En ese caso, puedes liberarlas con bastante rapidez.

Cuando lleguen, y lo harán, intenta escribir un diario, meditar, rezar o incluso sentarte en silencio total para observar el parloteo y la perturbación de tu mente. Encuentra una forma saludable de liberar el estado negativo.

LA SOLEDAD Y LA FALTA DE APOYO

Pocas personas hablan de este aspecto, pero puede ser una causa masiva de recaída. La mayoría de las veces, los viejos hábitos y los viejos amigos se convierten en un obstáculo para nuestra recuperación. Muchos expertos aconsejan dejar de lado a los viejos amigos que sólo ayudan a anclarse en el estado y, en su lugar, trabajar para encontrar un nuevo grupo de apoyo positivo.

En el caso de la depresión, la mayoría de nosotros apenas tenemos amigos de verdad, por lo que la cuestión principal es sentirse apoyado por personas que te comprendan de verdad. Independientemente de dónde te sitúes en ese espectro de amigos (si tienes amigos tóxicos o ninguno), necesitas sentirte apoyado y querido durante tu recuperación.

Qué hacer: Si has tomado la sabia decisión de ir a terapia, asegúrate de seguirla hasta completarla. A través de tu terapeuta, puedes construir un sistema de apoyo saludable, y eso creará un espacio seguro incluso fuera de la sala de terapia. Si sólo optas por el enfoque de autocuración, busca en Internet o en tu localidad un grupo de personas afines con las que resuenes. Si sientes confianza y un cuidado genuino dentro de tu grupo, entonces estás en el lugar correcto. Las personas que quieres son amigos que pueden animarte y hacerte responsable cuando lo necesites. Créeme, en el viaje de la curación, necesitarás gente en la que puedas confiar a tu alrededor.

VOLVER A LA PISTA

No importa lo buenos y detallados que sean tus objetivos SMART para tu recuperación personal o lo preparado que estés para una recaída, puedo decirte que no será fácil ver el bosque por los árboles. Puede que tengas un kit de emergencia lleno de todas las estrategias y técnicas adecuadas para afrontar tu trastorno de salud mental, pero cuando llegue la tormenta, seguirá doliendo y es muy posible que te encuentres de bruces en el suelo. Lo que importa en esos momentos es la mentalidad que poseas.

Lo creas o no, tu mentalidad determinará si te recuperas o no y llevas la vida de tus sueños. Todas las terapias, técnicas, medicamentos y conceptos curativos del mundo no servirán de nada si no entrenas tu mentalidad para mantener la perspectiva correcta. Y si lo piensas por un momento, te darás cuenta de que cada vez que has resbalado o te has dado por vencido, ha sido por la mentalidad que tenías. Cuando algo no salió según lo planeado, te golpeaste a ti mismo, te involucraste en pensamientos y comportamientos poco saludables, que sólo empeoraron las cosas. Entonces te validaste a ti mismo que eres, de hecho, tan inadecuado, sin valor y tan impotente como temías. Así es como te alejas de la curación y te hundes más en la miseria y la enfermedad.

Ahora que has leído este libro y has aumentado tu conciencia, puedes desarrollar el tipo de mentalidad que te llevará a ese objetivo final de salud y felicidad y recuperar el control si se produce un contratiempo. He aquí cómo.

#1. Reconocer que te has desviado del camino.

A veces es difícil reconocer un retroceso, pero si tienes un sistema de apoyo saludable de personas que se preocupan por ti, te lo señalarán. Tanto si te das cuenta por ti mismo como si viene de otra persona, no te permitas ese viejo comportamiento impulsivo o el victimismo y la negación. En su lugar, te animo a estar abierto a esta nueva conciencia. Permanece receptivo y mira objetivamente los hechos que se presentan. Luego pasa al siguiente paso.

#2. Decirse a ti mismo que está bien.

La mayoría de las investigaciones sugieren que más del 50% de las personas en recuperación experimentarán un retroceso en algún momento de su viaje, incluso si toman todas las precauciones. Eso me dice que es normal y esperado. Así que, en otras palabras, no deberías malgastar tu energía haciendo de una recaída o un retroceso algo horrible que debe evitarse a toda costa. En lugar de eso, deberías averiguar las formas más eficaces de gestionar un retroceso si se produce y cuando se produzca. Cuando lo haga, recuérdese que está preparado para ello.

#3. Aceptar toda la responsabilidad.

Aparte de la negación, lo peor que puedes hacer es culpar del contratiempo a algo o a alguien. Seguro que te desencadenó y eso te desvió del camino, pero echar la culpa a ese desencadenante te debilita y te roba la capacidad de retomar el control. Por eso, lo siguiente que hay que hacer es asumir la responsabilidad de esta experiencia. Las decisiones que tomaste te llevaron inadvertidamente por el mal camino. Esto no quiere decir que ahora debas castigarte o justificar lo que otros hicieron. En absoluto. Aunque los demás hayan tenido un papel en tus dificultades, no juegues a culparte. Te inmovilizará y empeorará tu situación. Lo que queremos es recuperar el control lo antes posible. Por lo tanto, asumimos toda la responsabilidad de nuestro estado y salud mental y empezamos inmediatamente a hacer preguntas de alta calidad que nos empoderen, como "¿qué puedo aprender de esto para mejorar?"

#4. Buscar ayuda.

Tratar de superar una recaída o un retroceso por tu cuenta no es aconsejable. La mejor y más rápida manera de volver al camino es llamar a alguien para que te apoye y pedir ayuda. Puede ser tu terapeuta, un consejero o incluso un amigo de confianza. Pide inmediatamente ayuda, aunque el problema sea pequeño. ¿Por qué? Porque cuando se produce un contratiempo, el objetivo principal debe ser volver a la pista, y a menudo nuestro ego, la sensación de fracaso o la duda pueden interponerse en el camino. Por eso, llamamos al refuerzo para que nos ayude a reconstruir esa confianza y a crear un entorno seguro en el que se mitigue el riesgo de sufrir más daños. Eso te dará la oportunidad de reagruparte y motivarte de nuevo.

NO ES EL FINAL: LO QUE HAY QUE RECORDAR

Una pregunta que me hacen últimamente mis amigos es la siguiente.

"¿Cómo puedo superar esta sensación de ser un total fracaso después de tener una recaída?".

Es una pregunta válida y a menudo es un reto dar una respuesta sencilla porque todo depende de por qué has llegado a esa conclusión en primer lugar. Me viene a la mente la historia de un amigo cercano que podría ayudarte a conciliar tus inquietudes. Él y yo nos apoyamos mutuamente a lo largo de nuestra recuperación personal, y compartíamos ambiciones similares de rehacer nuestras vidas. A ambos nos fue tremendamente bien en los últimos años, y él es ahora un próspero agente inmobiliario que trabaja para una de las mayores empresas de nuestra ciudad.

La última recaída estuvo a punto de derrumbarlo de nuevo porque sentía que había hecho todo lo que estaba en su mano para mejorar y reconstruir esta nueva vida, y aun así tuvo una recaída importante. Lo veía como un pequeño contratiempo. Su médico le aseguró que sólo era una recaída. Se sentía diferente. Era catastrófico y una señal de que nunca iba a ser otra cosa que un completo fracaso. Por supuesto, no era ninguna de esas cosas.

Lo que ocurría aquí es que a mi amigo le estaba costando asimilar lo que significa una recaída en salud mental. Así que nos tocó a nosotros (su estructura de apoyo) recordarle que la recuperación nunca es lineal y que todos fluctuamos de una temporada a otra. Lo importante no es la recaída, sino la mentalidad. Así que quiero transmitirle la misma tranquilidad recordándole algunas cosas.

Lo primero y más importante es que evites castigarte cuando tengas una recaída. Eso sólo empeorará las cosas y le restará poder. La segunda cosa que quiero que recuerdes es que esto también pasará. Saliste de ese pozo de desesperación cuando te recuperaste antes de este revés, así que no es una misión imposible. Puedes hacerlo tantas veces como sea necesario. Lo que importa es que has demostrado que puedes funcionar en la vida sin la carga de la enfermedad que te tortura. Sí, pueden pasar semanas o incluso meses antes de que vuelvas a estar en plena forma, pero no hay razón para que aceptes la derrota. Si necesitas otra ronda de tratamiento, volver a tomar la medicación prescrita por tu terapeuta o cualquier otra cosa, no hay que avergonzarse de ello. Se trata de un viaje continuo, y al igual que experimentarás baches en el camino cuando te ocupes de tu salud física, es normal que ocurra lo mismo con tu salud mental.

CONCLUSIÓN

Enhorabuena por seguir con esto hasta el final. Ahora has aprendido lo que son la Terapia Cognitiva Conductual, la Terapia Dialéctica Conductual y la Terapia de Aceptación y Compromiso, además de cómo funcionan. También has aprendido varias formas de aplicar tanto la terapia como las técnicas de autocuidado para curar tus trastornos mentales. Deberías sentirte muy orgulloso por haber tenido el valor de dar este primer paso. Analizar detenidamente tus patrones de pensamiento destructivos y abrir tu mente a nuevos conceptos que desafíen tu sistema de creencias y tu comportamiento nunca es fácil. Tus esfuerzos pronto darán sus frutos.

A medida que sigas aplicando lo que has aprendido, empezarás a darte cuenta de que las personas y las situaciones no te agotan ni te arrastran tanto como antes. Por supuesto, seguirás enfrentándote a las pruebas y al estrés de la vida cotidiana, pero no te parecerán un problema tan grande; con el tiempo te resultará más fácil sacudirte las cosas y volver a empezar.

Lo mejor de todo es que aprenderás a dejar de tomarte todo tan a pecho. Te desprenderás de la necesidad de valorarte en función de las palabras y acciones de los demás. Lo que alguien diga o haga o deje de hacer o decir ya no tendrá un impacto negativo en tu sentido del valor.

Todas las técnicas que has aprendido aquí (CBT, DBT o ACT) serán más fáciles a medida que las practiques a diario. Piensa que es como conducir un coche. ¿Recuerdas lo incómodo y complicado que te pareció la primera vez que te sentaste al volante? No parecía posible que un día pudieras conducir automáticamente sin pensarlo demasiado y, sin embargo, si llevas un tiempo haciéndolo, probablemente puedas dar fe de que algunos días parece que el coche se conduce solo. ¿Estoy en lo cierto? En cuestión de meses, algo tan extraño como manejar una máquina para ir del punto A al B se convierte de repente en algo natural. Pero para llegar ahí, has tenido que invertir tiempo, dinero y esfuerzo en clases de conducción.

Lo mismo ocurre con el CBT. Si inviertes en entrenar tu cerebro, recogerás las recompensas durante el resto de tu vida. Las cosas que pueden parecer difíciles ahora se convertirán en una segunda naturaleza, y el esfuerzo realizado merecerá la pena cuando mire hacia atrás desde su recién reconstruido estilo de vida activo y saludable.

Durante años, la terapia se consideraba algo vergonzoso, un tabú en algunas culturas. Pero, afortunadamente, las cosas han cambiado y la gente se ha dado cuenta de que cuidar de su salud mental es igual de importante y, probablemente, no difiere de apuntarse a esa suscripción anual al gimnasio con un entrenador personal. Aprender a controlar y regular tus emociones, evitar que los pensamientos irracionales dominen tu mente y eliminar los hábitos perjudiciales de tu rutina tiene un gran impacto para ti y para toda tu comunidad. Cuanto mejor te sientas, más podrás marcar la diferencia en el mundo.

Si sólo te llevas una cosa de este libro, que sea que ahora tienes más poder sobre tu problema de salud mental del que tenías antes de empezar este libro. Tienes un kit de angustia totalmente equipado con todo tipo de técnicas maravillosas para las prácticas de atención plena y trucos que puedes utilizar para manejar las distorsiones cognitivas y marcos enteros que pueden ayudar con la reestructuración cognitiva. Los métodos ofrecidos en la TCC, la TDC y la ACT pueden utilizarse durante el resto de tu vida sin efectos secundarios perjudiciales, así que no veas esto sólo como una solución rápida. En lugar de ello, aborda estas técnicas como tus aliadas en este viaje de recuperación y conviértelas en amigas de por vida en las que siempre podrás apoyarte. En definitiva, este libro te ha mostrado que puedes recuperar el control y reconstruir tu vida sin importar lo mal que hayan ido las cosas. Date cuenta de esta simple pero profunda verdad por ti mismo. El siguiente paso es llevar esta nueva mentalidad de empoderamiento tanto como puedas a partir de ahora.

REFERENCIAS

Holland, K. (2020, September 3). Everything You Need to Know About Anxiety. Retrieved January 26, 2021, from https://www.healthline.com/health/anxiety

Higuera, V. (2020, February 11). Everything You Want to Know About Depression. ff January 26, 2021, from https://www.healthline.com/health/depression

NIMH » Obsessive-Compulsive Disorder. (2021, January 28). Retrieved January 26, 2021, from https://www.nimh.nih.gov/health/topics/obsessive-compulsive-disorder-ocd/index.shtml

Why Cognitive Behavioral Therapy Is the Current Gold Standard of Psychotherapy. (2018). Retrieved January 26, 2021, from https://www.ncbi.nlm.nih.gov/pmc/articles/PMC5797481/

Psycom.net. (2019, October 21). Dialectical Behavior Therapy (DBT): Is it Right for You? Retrieved January 26, 2021, from https://www.psycom.net/what-is-dialectical-behavior-therapy/

Effectiveness of Acceptance and Commitment Therapy compared to CBT+: Preliminary results. (2018, October 1). Retrieved January 26, 2021, from https://www.sciencedirect.com/science/article/abs/pii/S0213616317301398

Effectiveness of Acceptance and Commitment Therapy on Anxiety and Depression of Razi Psychiatric Center Staff. (2018, February 15). Retrieved January 26, 2021, from https://www.ncbi.nlm.nih.gov/pmc/articles/PMC5839459/

Stanborough, R. M. J. (2020, February 4). How to Change Negative Thinking with Cognitive Restructuring. Retrieved January 26, 2021, from https://www.healthline.com/health/cognitive-restructuring

Time Management and Procrastination. (n.d.). Retrieved January 26, 2021, from https://caps.ucsc.edu/resources/time-management.html

GoodTherapy Editor Team. (n.d.). Mindfulness-Based Interventions. Retrieved January 26, 2021, from https://www.goodtherapy.org/learn-about-therapy/types/mindfulness-based-interventions

5 Simple ness Practices for Daily Life. (2018, December 13). Retrieved January 26, 2021, from https://www.mindful.org/take-a-mindful-moment-5-simple-practices-for-daily-life/

Skrzypińska, K. (2020, February 27). Does Spiritual Intelligence (SI) Exist? A Theoretical Investigation of a Tool Useful for Finding the Meaning of Life. Retrieved January 26, 2021, from https://link.

springer.com/article/10.1007/s10943-020-01005-8?error=
cookies_not_supported&code=799c0892-0deb-47eb-920f-
51f04abfedcc

M. (n.d.-a). Coping with Depression - HelpGuide.org. Retrieved
January 26, 2021, from https://www.helpguide.org/articles/
depression/coping-with-depression.htm

Neuropeak Pro. (2020, December 9). 10 Habits to Improve Your
Mood. Retrieved January 26, 2021, from https://www.neuropeakpro.
com/10-habits-to-improve-your-mood/

St.Cyr, J. L. (2019, May 22). Why Relaxation Techniques Don't Work
for Trauma & What to Do Instead. Retrieved January 26, 2021, from
https://healingwellcounseling.com/blog/trauma-survivors-why-
relaxation-techniques-dont-work-and-what-to-do-instead/

Setbacks in Mental Health Recovery Do Not Ruin Your Recovery |
HealthyPlace. (2017, February 19). Retrieved January 26, 2021, from
https://www.healthyplace.com/blogs/survivingmentalhealthstigma/
2017/02/setbacks-dont-ruin-mental-health-recovery

M. (n.d.). Finding a Therapist Who Can Help You Heal - HelpGui-
de.org. Retrieved January 26, 2021, from https://www.helpguide.org/
articles/mental-health/finding-a-therapist-who-can-help-you-
heal.htm

B. (2016, August 5). How to Know if Therapy is Working. Retrieved
January 26, 2021, from https://beckinstitute.org/how-to-know-if-
therapy-is-working/

Community Mental Health Team for Older People, NSH Tayside. (n.d.). Staying Well – Relapse Prevention. Retrieved January 26, 2021, from https://www.nhstaysidecdn.scot.nhs.uk/NHSTaysideWeb/idcplg?IdcService=GET_SECURE_FILE&dDocName=PROD_233765&Rendition=web&RevisionSelectionMethod=LatestReleased&no

Flanigan, R. L. (2020, August 28). Depression & Relapse: Learning from the Setbacks. Retrieved January 26, 2021, from https://www.hopetocope.com/depression-relapse-learning-from-the-setback/

Overcoming Setbacks With Depression or Anxiety. (n.d.). Retrieved January 26, 2021, from https://www.premierhealth.com/your-health/articles/women-wisdom-wellness-/Overcoming-Setbacks-With-Depression-or-Anxiety/

CPSIA information can be obtained
at www.ICGtesting.com
Printed in the USA
BVHW071939220221
600776BV00001B/40